Margot Hellmiß

Natürlich behandeln mit
Kürbiskernöl

- Den Cholesterinspiegel dauerhaft regulieren
- Erkrankungen der Harnwege vorbeugen und behandeln
- Rezepturen für die Körperpflege

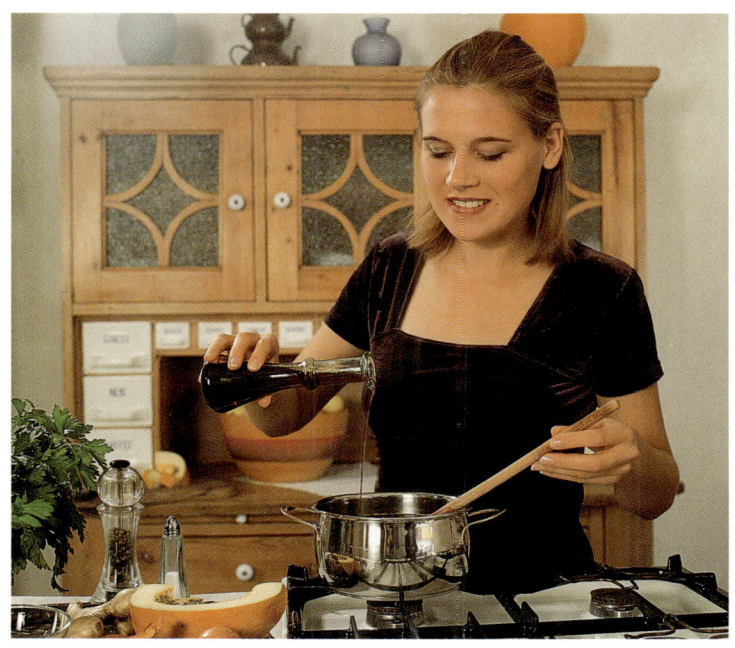

SÜDWEST

Inhalt

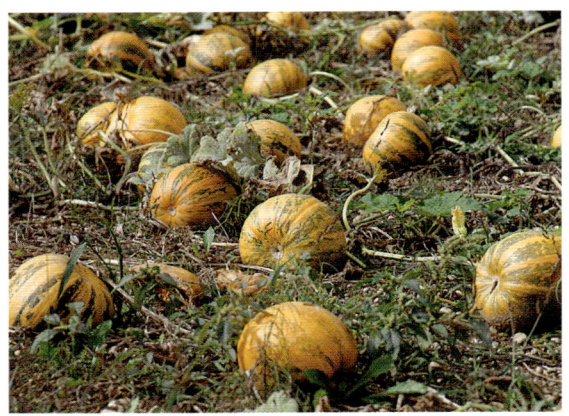

Eine heilsame Frucht – der Kürbis.

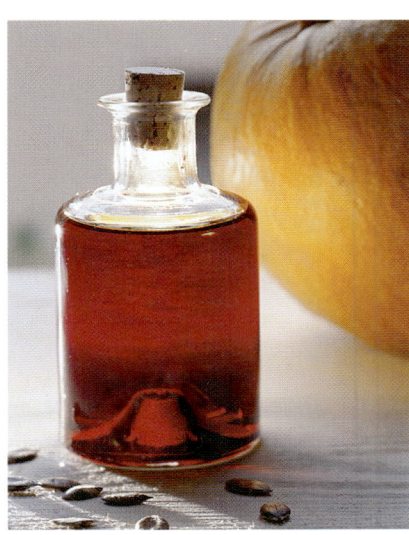

Gesundheitsfördernd und köstlich im Geschmack – steirisches Kürbiskernöl.

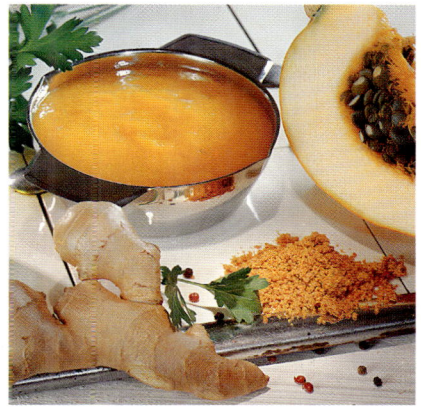

*Der Kürbis
in der Küche
steigert die
Gesundheit und
den Genuss.*

*Kerne und
Fruchtfleisch
des Kürbisses
enthalten
heilende
Inhaltsstoffe.*

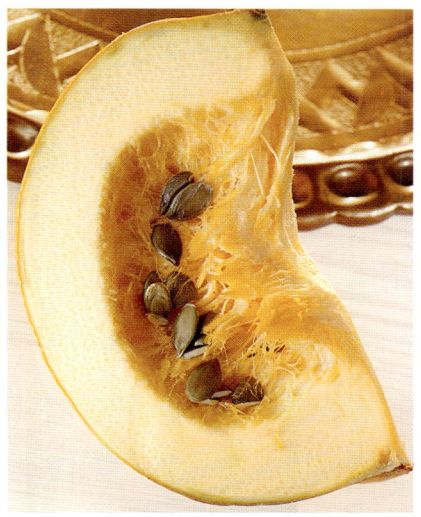

*Die Steiermark
bietet dem
Ölkürbis alle
Voraussetzungen
zum Wachsen
und Gedeihen.*

Kochen mit Kürbiskernen und Kernöl

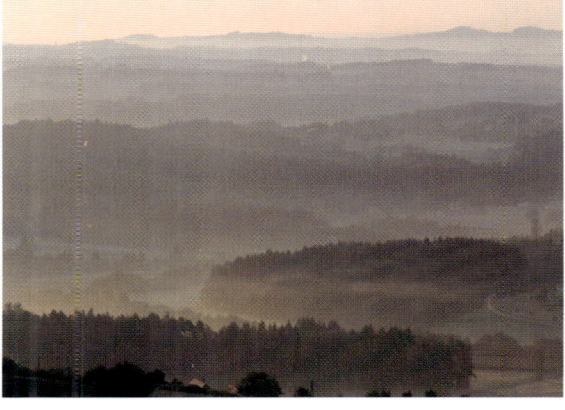

Vorwort

Im Herbst, wenn die Sonne tiefer steht und ein milderes Licht wirft, bestimmen dicke, gelb-grün gestreifte Kürbisleiber, so genannte Plutzer, die hügeligen Landschaften im Südosten und Osten Österreichs – in der Steiermark, in Teilen Niederösterreichs und im Burgenland.

Noch auf den Feldern werden die reifen, voluminösen Früchte zerteilt, und ihr Kostbarstes tritt zutage. Es sind die mandelgroßen, dunkelgrünen Kerne oder Samen, aus denen später erfahrene Ölmüller ohne chemische Hilfsmittel ein wohlschmeckendes Öl herausschlagen, eine Delikatesse, die auch für die Gesundheit von hohem Wert ist. Das dickflüssige Kernöl, das dann unter dem Markenzeichen »Steirisches Kürbiskernöl« auf den Markt kommt, ist von kräftig grüner Farbe und hat einen milden, angenehm nussigen Geschmack. Auch Schmieröl wird das eigentliche »Gold der Steiermark« seiner Farbe und Konsistenz wegen manchmal scherzhaft genannt.

> Anders als Kürbiskerne und Kürbiskernöl galt das Fruchtfleisch des Kürbisses lange Zeit als Gemüse für die Armen. Erst in den letzten Jahren wurde Kürbis als Gemüse wieder entdeckt, und immer mehr Zeitschriften und Kochbücher präsentieren neue und schmackhafte Kürbisgerichte.

Lebenselixier

»Zwei Säfte sind es, die dem steirischen Menschen angenehm sind: innerlich Wein und dazu nochmals innerlich Öl«, schreibt Reinhard P. Gruber, der steirische Nationaldichter. Und was für seine Landsleute gilt, soll auch anderen gut bekommen. Deshalb werden Kürbiskerne und Kernöl aus Österreich in viele Länder Europas und in die USA exportiert. Und das mit gutem Grund. Denn das Öl aus den Kernen vom Cucurbita pepo styriaca, dem schalenlos gewachsenen Steirischen Ölkürbis, ist nicht nur kulinarisch ein Erlebnis, weil ein paar Tropfen davon aus rustikalen Salaten etwas Erlesenes machen und kalten Vorspeisen und Risottos den letzten Schliff geben. Das Kürbiskernöl ist wegen seines großen Anteils an essenziellen Fettsäuren, Vitamin E und Selen auch ernährungsphysiologisch besonders hochwertig. Und es kann zur Vorbeugung und unterstützenden Therapie bei weit verbreiteten gesundheitlichen Problemen verwendet werden.

Medizinisch wirksam

Bestimmte Phytosterine, Substanzen, die im Kürbiskernöl enthalten sind, wirken sich günstig auf Prostataleiden und Erkrankungen der Blase und Harnwege aus. Die mehrfach ungesättigten Fettsäuren beeinflussen im Zusammenspiel mit anderen Inhaltsstoffen den Cholesterinhaushalt positiv. Und eine seltene Aminosäure im Kürbiskernöl, das Cucurbitin, wirkt sanft gegen Bandwürmer. Die vielen Vitamine sowie Mineralstoffe im Kernöl entwässern und sind gut für die Nerven, kräftigen Muskeln sowie Bindegewebe und normalisieren ganz allgemein den Zellstoffwechsel. Besonders hervorzuheben ist der hohe Vitamin-E-Gehalt des Öls. Vitamin E bewahrt vor vorzeitigen Alterserscheinungen und beugt möglicherweise sogar Angina pectoris und Krebs vor.

Die Volksmedizin weiß schon lange um die Heilkraft des Kernöls, und mittlerweile haben Studien von Schulmedizinern und Pharmakologen dieses Erfahrungswissen in vielen Punkten bestätigt.

Genuss- und Heilmittel

Kürbiskernöl ist Genussmittel, wertvolles Lebensmittel und zugleich auch sanfte Arznei. Es ist leicht verdaulich, gut bekömmlich und eine Bereicherung für die vollwertige Ernährung.

Nicht nur das Öl, sondern auch die Kürbiskerne oder das Granulat speziell gezüchteter Arzneikürbisse, die stets von gleichbleibend hoher Qualität sind, weisen diese pharmakologische Wirkung auf. Die Knabberkerne sind ein Verkaufsschlager in Reformhäusern, Bioläden und Kräutergeschäften.

Das Fruchtfleisch der Kürbisse ist ideal für eine Entwässerungs- und Entschlackungskur, bei Übergewicht, Magen- und Darmproblemen, Nieren- und Blasenleiden.

Mit Kürbis können Sie viele schmackhafte und gesunde Gerichte schnell und problemlos zubereiten. Ob roh, gekocht, gebraten oder gebacken: Kürbis schmeckt im Salat, als Suppe, als Beilage, als Hauptgericht, z. B. als Gratin, und eignet sich auch für Süßspeisen und Kuchen.

Nicht nur als Gemüse und als Heilmittel sind die Kürbisse auf dem Vormarsch: Zum Herbstbeginn gibt es kaum einen Blumenladen, der nicht verschiedenste Zierkürbisse als Dekor für Blumenschmuck aller Art anzubieten hätte.

Kleine Kürbisgeschichte

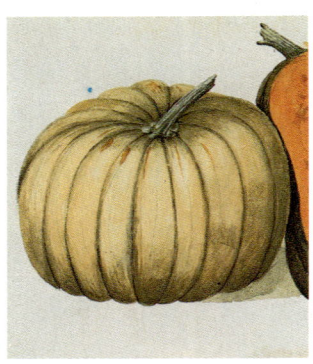

Kürbisse gehören zu den ältesten Gemüsepflanzen der Welt. Seit Jahrhunderten werden immer wieder neue Sorten gezüchtet, die sich in Geschmack, Farbe, Größe und Aussehen erheblich unterscheiden. Doch erst in den letzten Jahren wurden Heilkraft und kulinarische Vielfalt der Kürbisgewächse wieder entdeckt.

Von der Wild- zur Kulturpflanze

Kürbisse, die bis zu 100 Kilogramm auf die Waage bringen, sind heute keine Meldung mehr wert, liegt der Weltrekord doch bei sage und schreibe 500 Kilogramm.

Wild wachsende Kürbisarten dienten schon in grauer Vorzeit der Ernährung. Vermutlich sammelten unsere Vorfahren die wilden Früchte ein und aßen dann deren ölhaltige Samen. Nach Meinung des Pflanzengenetikers Heinz Brücher wurden Kürbissamen wahrscheinlich »schon vor 15 000 Jahren von den auf Nahrungssuche umherstreifenden Paläolithikern geknabbert«.

Die erwiesenermaßen ältesten Spuren des gemeinen Kürbis stammen aus dem Süden Mexikos und wurden mittels der Radiokarbonmethode auf die Zeit um 10 000 v. Chr. datiert.

Flaschenkürbisse der Indianer

Bis die Frühmenschen begannen, die Kürbisse weiter gehend zu nutzen und zu kultivieren, vergingen noch einige Jahrtausende. Kürbisreste (z. B. ganze Früchte, Schalenteile, Stielansätze oder Samen) in der Nähe von Siedlungen deuten darauf hin, dass dies zwischen 6 000 und 8 000 v. Chr. der Fall war.

Ausgrabungen von Lagerstätten der Indianer Nord-, Mittel- und Südamerikas weisen darauf hin, dass dort vor etwa 7 000 Jahren schon regelrechte Kürbiskulturepochen existierten. Der Kürbis zählt damit zu den ältesten Nutzpflanzen, die von Menschen kultiviert wurden. Allerdings stand anfangs meist Lagenaria, der Flaschenkürbis, der nur weitläufig zur Familie der Kürbisgewächse zählt, im Vordergrund. Aus seinen voluminösen Früchten mit der holzigen Rinde stellten die Indios Wasserbehälter, Löffel, Schöpflöffel, allerlei Vorrats-, Ess-, Trink- und Kochgefäße, Musikinstrumente u.v.a. her.

Das Bittere blieb auf der Strecke

Das Fruchtfleisch der frühen Wildkürbisse war noch sehr bitter und für den menschlichen Verzehr nicht geeignet. Der Botaniker Heinz Brücher nimmt an, dass sich die Geschichte der Kürbisnutzung dann folgendermaßen fortentwickelte: Die Indianer der Frühzeit kosteten einmal die Blätter und Früchte von Kürbispflanzen, die zufällig einen wesentlich geringeren Gehalt an Bitterstoffen (Cucurbitazinen) aufwiesen als die, die sie bis dahin kannten.

In der Folge wurden immer wieder Kürbisse auf ihre Essbarkeit hin untersucht. Und schließlich hat man die Samen der weniger bitteren Pflanzenart ganz gezielt ausgesät. Das Bittere blieb also durch die Auswahl mit der Zeit auf der Strecke. Der bitterstofffreie Kürbis mit seinen vielfältigen Verwendungsmöglichkeiten war damit geboren.

Brücher spricht von einem »Markstein in der Geschichte der Kulturpflanzen«, denn »den entscheidenden Schritt von der Wild- zur Kulturpflanze bildete bei Kürbissen die Eliminierung der Bitterstoffe in den Früchten«.

Man konnte von dieser nicht bitteren Kürbispflanze nun die Blätter als Gemüse zubereiten, die Früchte roh und gekocht verzehren oder sie zu Streifen geschnitten und in der Sonne getrocknet als Vorrat aufbewahren. Auch die Kürbisblüten waren essbar.

Grundnahrungsmittel für Mayas und Azteken

Die ölhaltigen Samen dienten weiterhin wegen ihres hohen Protein- und Fettgehalts als wichtiger Energiespender. Es gab sogar schon Variationen des Cucurbita pepo, die besonders viele Kerne und dafür

> Von der Blüte über die Blätter bis hin zum Fruchtfleisch und den Kernen ist nahezu alles am Kürbis essbar. Vor allem frittierte, mit Kräutern gefüllte Kürbisblüten zählen zu den Delikatessen der feinen Küche.

weniger Fruchtfleisch aufwiesen. Funde deuten auch darauf, dass die Samen, wahrscheinlich aus Geschmacksgründen, bereits geröstet wurden. Mayas, Azteken und andere indianische Hochkulturen pflegten schließlich Kürbisse, Bohnen und Mais gemeinsam auf einem Feld als Mischkultur anzubauen. Die Irokesen sahen in ihnen sich liebende Geschwister, die in Harmonie auf demselben Acker zusammenlebten. Seit ihrer Kultivierung waren Kürbispflanzen gemeinsam mit Bohnen und Mais die unentbehrlichen Grundpfeiler der Ernährung vieler Indianervölker.

Kürbismedizin

Kürbis war aber in den alten Kulturen nicht nur Nahrung, sondern auch Medizin. Dies geht aus altindianischen Überlieferungen hervor. Für eine solche Arznei schnitt man die Früchte auf, zerstampfte das Fruchtfleisch und vermengte es mit Quellwasser. Den kühlenden Brei legte man auf Brandwunden und andere Verletzungen, die dann rascher abheilten. Oder man umwickelte verstauchte und verrenkte Gliedmaßen mit erwärmten Kürbisblättern. Wegen seiner vielen Samenkerne diente der Kürbis außerdem als Fruchtbarkeitssymbol, als Zeichen für Reichtum und Lebensfreude.

Mit Kolumbus nach Europa

Es war der 3. Dezember 1492, als Christoph Kolumbus auf Kuba erstmals Kürbispflanzen sichtete und darüber einen Vermerk in sein Tagebuch schrieb. Im Gefolge des »Amerikaentdeckers« kamen die Kürbispflanzen am Ende des 15. Jahrhunderts nach Europa, zunächst nach Spanien. Hier trafen sie auf Kürbisarten der Alten Welt wie Melonen oder Gurken.

50 Jahre später waren die »amerikanischen« Kürbisse in Europa immerhin schon so verbreitet, dass sie sogar in dem »New Kreutterbuch« des Leonhard Fuchs von 1543 (erschienen in Basel) Erwähnung fanden. 1586 wussten die Gelehrten Matthiolius und Camerarius bereits von der entwässernden Wirkung der Kürbisfrüchte.

Frische Kürbisscheiben, auf sonnenverbrannte Hautstellen gelegt, kühlen nicht nur und wirken schmerzstillend, sondern verhindern auch, dass unangenehme Blasen entstehen.

Andere Heilkundige des 17. Jahrhunderts lehrten ebenfalls, dass sich Kürbis günstig auf alle Krankheiten der Nieren und der Blase auswirke. Die heilige Hildegard beschreibt Kürbisse als »trocken und kalt. Dennoch haben sie ihr Wachstum aus der Luft. Sie sind zum Essen gut sowohl für die Kranken wie auch für die Gesunden.«

Der Weg in die Steiermark

Der Weg, den der gewöhnliche Gartenkürbis von Spanien aus genommen hat, und wie er nach Österreich und dort speziell in die Steiermark, das Herkunftsland des hochwertigen steirischen Kürbiskernöls, gekommen ist, ist nicht genau bekannt. Da schriftliche Quellen fehlen, wird dies vermutlich auch im Dunkeln bleiben.

Im Jahr 1596 jedenfalls taucht Kürbis als Gemüsegericht zum ersten Mal auf dem Speiseplan eines Grazer Gymnasiums auf. Vom Kürbiskernöl ist zu dieser Zeit allerdings noch nicht die Rede. Öl lieferten damals vorwiegend Raps, Lein und Mohn. Kürbisanbau in erwähnenswerter Größenordnung erfolgte dann erst im 17. und 18. Jahrhundert. Damals wurden die großen Früchte in der Hauptsache als Viehfutter verwendet.

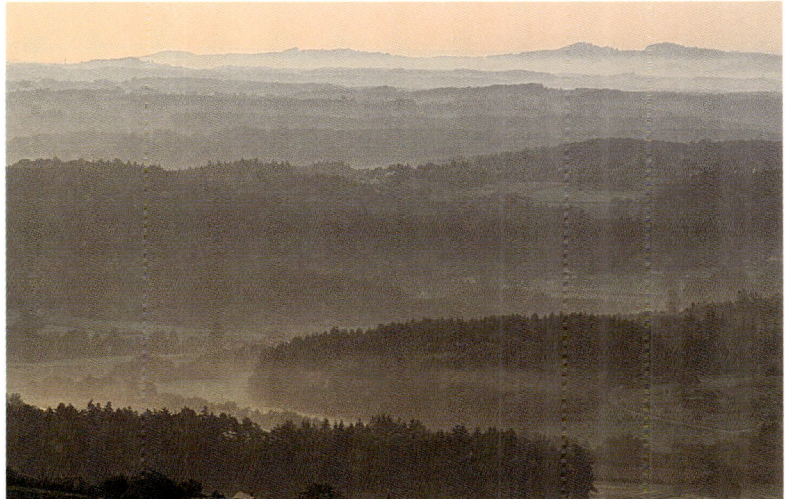

Der steirische Heimatdichter Reinhard P. Gruber schrieb treffend über die robuste Gesundheit seiner Landsleute: »Das Blut des Weststeirers ist trinkbar. Es heißt Schilcher (der steirische Wein). Die Analyse der Blutfette ergibt Kernöl.«

Seit dem 16. Jahrhundert ist der Kürbis in der Steiermark heimisch. Das milde Klima und die hügelige Landschaft der Steiermark bieten die besten Voraussetzungen zum Gedeihen der Ölkürbisse.

Kürbisfeste im steirischen Osten

Mit der Einführung von speziellen Kürbisfesten greifen steirische Gemeinden vielerorts die alte Kürbistradition wieder auf. So feiert beispielsweise die Ortschaft Preding seit 20 Jahren ihr Kürbisfest – mit der Wahl eines »Kürbisbürgermeisters« als festlichem Höhepunkt.

Man erkennt das hochwertige Kernöl, das aus der Steiermark kommt, an seiner typischen Dickflüssigkeit, der intensiv grünen Farbe und am feinen, nussartigen Geschmack. Kernöl aus billigeren Kernen hat meist einen rotbraunen Farbeinschlag.

Das wertvolle Öl

Der erste schriftliche Hinweis auf die Ölgewinnung aus Kürbiskernen in Österreich stammt aus einem Schreiben der böhmisch-österreichischen Hofkanzlei von 1773 mit dem Titel »Unterricht Vom Anbaue, und nützlichen Gebrauche der Kürbise«. In ihm ging es darum, der Bevölkerung des Landesteils Steiermark nach einer Hungersnot wegen »dem Abgange an Korn andere Gewächse« nahe zu bringen. Zunächst wird darauf verwiesen, was »aus der wässerigen, aber nichts weniger als ungesunden Frucht« alles verwendet werden kann, um den Hunger der Bevölkerung zu stillen.

Zu kostbar für den leiblichen Genuss

Über das »heilsame Öl, so aus diesen Kernen gepreßt wird«, heißt es, es sei »viel zu edel und kostbar, als daß wir es zu unseren Speisen gebrauchen sollten, sondern wird vielmehr zu Salben und Pflastern für die Leidenden verwendet«; und dass überhaupt die Kerne nicht durch die »naschende Jugend herausgerissen und verschleudert« werden dürften, sondern »sorgfältiger zu sammeln, zu trocknen und in die Apotheken zu veräußern sind«.

Eine Schrift aus dem Jahre 1840 weiß, dass nicht nur Kürbisse in größerem Stil angebaut und als Viehfutter verwendet wurden; darin wird auch die Ölgewinnung aus Kürbiskernen für erwähnenswert gehalten. Allerdings hatten die Kürbiskerne zu diesem Zeitpunkt noch zähe, lederartige Schalen. Das bedeutet, sie mussten in mühseliger Handarbeit vor dem Pressen geschält, »gehäppelt«, werden. Das Enthülsen der Kürbiskerne war eine aufwändige Winterarbeit, die zumeist Frauen verrichteten. Das wurde bis in die fünfziger Jahre des 20. Jahrhunderts so gehandhabt.

Die Steiermark, das Plutzerland

Seinen Siegeszug verdankt der vor allem in der Steiermark angebaute Ölkürbis den schalenlosen (man sagt: unschoalaten) Samen, aus denen heute das wertvolle Kürbiskernöl gewonnen wird. Erst dadurch wurde der Steirische Ölkürbis zu dem Markenbegriff, der er heute ist. Kein Mensch in Österreich spricht übrigens von Kürbis. Entweder sagt man »Kiawis«, auf der ersten Silbe betont, oder gleich lautmalerisch »Plutzer«. Die Steiermark wird deshalb auch Plutzerland genannt. Es herrscht hier ein so genanntes Weinklima mit viel Sonne, wenig Wind, ausreichend Niederschlägen und einer höheren Luftfeuchtigkeit. Was die Riesenbeere auf gar keinen Fall verträgt, ist Frost.

Ein segensreicher Zufall

Nach Meinung vieler Wissenschaftler ist die Schalenlosigkeit der Kürbiskerne als zufällige Mutante gegen Ende des 19. Jahrhunderts in Österreich oder in einem der Länder Osteuropas aufgetreten. Mutante bedeutet in diesem Zusammenhang eine unplanmäßige Veränderung in der genetischen Zellstruktur. Genetiker sprechen von einer spontanen Verlustmutation. Andere Forscher vermuten, die schalenlose Varietät sei unbemerkt aus der Neuen Welt eingeführt worden. Ihr genetisches Zuhause wäre damit nicht Europa, speziell Österreich, sondern eben Amerika. Wie dem auch sei, auf einmal hatten die Kerne der Kürbisse, die in der Alpenrepublik wuchsen, keine festen Schalen mehr. In Österreich hat sich daraufhin der Vererbungsforscher Tschermak-Seysnegg (1871–1962) um die Kultivierung des schalenlos gewachsenen Steirischen Ölkürbisses besonders verdient gemacht.
Das war die Geburtsstunde des Steirischen Ölkürbisses. Die Ölgewinnung war von diesem Zeitpunkt an um vieles einfacher, als dies vorher der Fall gewesen war.

Mittlerweile existieren vielerlei Variationen des Gartenkürbisses auf allen Erdteilen. Dazu zählen beispielsweise Zucchini (Cucurbita pepo giromontiina) oder der langtriebige Steirische Ölkürbis (Cucurbita pepo styriaca).

Nur ein dünnes Häutchen

Wenn man von der schalenlosen Variante des Kürbiskerns spricht, so ist das dem Wortsinn nach falsch. Die richtige Bezeichnung ist »weichschalig«. Denn die Kerne des Cucurbita pepo Linné convar. citrullinina var. styriaca GREB, wie der Steirische Ölkürbis botanisch richtig heißt, unterscheiden sich von den gewöhnlichen Kürbiskernen durch eine unverholzte Samenschale. Die vier äußeren Zellschichten sind bei dieser Sonderzüchtung nicht wie sonst verholzt und verdickt. Nur ein dünnes Häutchen umhüllt den Samen, so dass der Farbstoff in der innersten Schicht der Samenschale nach außen hindurchscheint und den Kernen ihr typisch oliv- bis dunkelgrünes Aussehen verleiht. Hartbeschalte Kerne dagegen sind weißlich. Auch die so genannten schalenlosen Kürbiskerne haben also eine Samenschale, die jedoch nicht verholzt ist.

> Beim Kauf von Kürbiskernen sollten Sie unbedingt auf gute Qualität achten, da falsch gelagerte Kerne leicht verderben und ranzig werden können.

Herausragende Züchtungen

Diese Weichschaligkeit hat den großen Vorteil, dass die Kerne zur Ölgewinnung nicht mehr mühselig per Hand geschält werden müssen, was sehr arbeitsintensiv und mit hohen Personalkosten verbunden wäre. Zum anderen sind sie leichter auspressbar. Es bedeutet aber auch, dass in diesen Züchtungen mehr Kerne als üblich enthalten sind (350 bis 400 Samen pro Frucht). Es konnte auch der Ölgehalt der einzelnen Kerne gesteigert werden (über 50 Prozent). Damit ist die Ölausbeute wesentlich ergiebiger. Für gesundheitliche Zwecke empfiehlt Dr. Kurt Schneider von der Universität Wien, »insbesondere das Öl weichschaliger Kürbissamen zu verwenden«. Denn nur das Kernöl aus den unbeschalten Kernen verfügt über die herausragenden gesundheitsfördernden Eigenschaften. Es ist besonders hochwertig, da reich an ungesättigten Fettsäuren. Die Kerne werden ausschließlich zu Speise- und Salatöl, zu Knabberkernen und zu pharmazeutischen Produkten verarbeitet.

Seiner hochwertigen Wirkstoffe wegen findet Kürbiskernöl heutzutage auch zunehmend Verwendung in der Kosmetikindustrie.

Das Markenzeichen

Damit man wirklich sicher sein kann, dass man auch das richtige Öl bekommt, hat die EG-Kommission 1996 dem steirischen Kürbiskernöl den Zusatz »geschützte geografische Angabe« (g. g. A.) verliehen. Wenn dies auf der Flasche steht, kann man sicher sein, dass das Kürbiskernöl von in Österreich angebauten Ölkürbissen stammt und die Kerne garantiert ohne chemische Zusätze nach traditionellem Verfahren gepresst wurden.

Die Großfamilie der Kürbisgewächse

Es gibt von der formenreichen Großfamilie der Kürbisgewächse, verbreitet auf den fünf Kontinenten, über 90 Gattungen mit mehr als 800 verschiedenen Arten, die vor allem in tropischen und subtropischen Regionen vorzüglich gedeihen und auf unterschiedliche Art den regionalen Speiseplan bereichern. Dazu zählen außer der Gattung Cucurbita, den echten Kürbissen, u. a. auch Gurken, Flaschenkürbisse, Luffagurken, Melonen und Wassermelonen.

Der Gartenkürbis

Es gibt etwa drei Dutzend Arten der Gattung Cucurbita, der eigentlichen Kürbisse. Am weitesten verbreitet sind die fünf Cucurbitaarten mixta (Ayote, Chayote), maxima (Winter- oder Riesenkürbis), moschata (Moschus- oder Muskatkürbis), ficifolia (Feigenblattkürbis) und pepo (das griechische »pepo« bedeudet Melone).

Uns interessiert vor allem »Cucurbita pepo«, auch Gemeiner Kürbis, Gartenkürbis oder Sommerkürbis (auf Amerikanisch: summer squash) genannt. Er ist heute der weltweit am meisten verbreitete Kürbis und stammt urprünglich aus Mexiko.

Der einjährige Sommerkürbis zeichnet sich vor allem durch ein rasches Wachstum (er braucht nur 45 Tage) aus – und durch die Tatsache, dass er Kälte (nicht jedoch Frost) bedeutend besser aushält als alle anderen Kürbisarten.

Ihre Gartenkürbisse gedeihen besser, wenn Sie die Kürbispflänzchen zunächst im Haus oder Gewächshaus ziehen und erst nach den Eisheiligen Mitte Mai ins Freie pflanzen.

Kürbisse wachsen auf humusreichen Böden, gerne auf Komposthaufen. Früher baute man sie in Gärten oder als Unterkultur vor allem unter Mais an. Erst später wurden die Plutzer in Reinkultur auf großen Anbauflächen kultiviert.

Kürbisfeste der Neuen Welt

In Österreich findet man den Ölkürbis in der Süd- und Weststeiermark, aber auch im südlichen Burgenland und in Teilen Niederösterreichs. Ebenso wird er in Ungarn, der Slowakei, Kroatien, Slowenien, Rumänien sowie anderen Balkanländern und in Oberitalien angebaut.

Als im November des Jahres 1620 die 102 Pilgerväter mit der Mayflower in der ersehnten Neuen Welt, im nordamerikanischen Neuengland, anlegten, erwartete sie eisige Kälte, Nahrungsknappheit und Krankheit. Um zu überleben, versuchten die Siedler in den Wäldern Truthühner sowie anderes Wildgeflügel zu erlegen und sammelten die kargen Wurzeln, Früchte und Beeren. Erst die Indianer zeigten den Neuankömmlingen, wie man die Früchte des Landes, Kürbisse, Mais und Süßkartoffeln, anpflanzt und als Nahrung nutzt. Die Indianer schätzten sowohl Fruchtfleisch als auch Blätter und Blüten von Sommerkürbissen und Winterkürbissen. Sie kannten auch Gerichte mit Kürbiskernen oder verzehrten diese als Knabberkerne. Sie wussten bereits von der harntreibenden Wirkung der Kürbissamen und schwörten auf ihre Wirkung als Aphrodisiakum. Dieses Wissen gaben sie an die Neuankömmlinge weiter.

Und als im Herbst des Jahres 1621 schließlich die erste Ernte eingefahren werden konnte, feierten die Siedler im November auf Anstoß ihres Gouverneurs William Bradford zusammen mit den indianischen Helfern ein großes Erntedankfest. Es dauerte drei Tage lang, und dabei wurde all das aufgetischt, was ihnen das Überleben ermöglicht hatte. Noch heute ist Thanksgiving ein traditionelles amerikanisches Familienfest, das jeweils am vierten Sonntag im November gefeiert wird.

Das herausgelöste Fruchtfleisch eignet sich hervorragend zu einer eintägigen Entschlackungskur.

Mit Kürbis böse Geister vertreiben

Das typisch amerikanische Kürbisfest, von dem jeder schon gehört hat, ist Halloween. Es wird in der Nacht vom 31. Oktober auf den 1. November gefeiert. Kinder ziehen, phantasievoll als Geister, Hexen oder Gruselwesen verkleidet, von Haus zu Haus und erbetteln Süßig-keiten. Wo sie ihnen verwehrt werden, treiben sie ihren Schabernack. Aber in jedem Haus, in dem eine erleuchtete Kürbislaterne im Fenster steht, sind sie willkommen. Die Bezeichnung »Halloween« kommt von »All-hallows-even(ing)« (to hallow = heiligen; evening = Abend) und gibt dem Abend vor Allerheiligen seinen Namen. Das Fest ist kel-tischen, also bereits vorchristlichen Ursprungs und ist mit den Iren, Schotten und Engländern nach Amerika gelangt.

Eine duftende Kürbislampe

Jack-o'-lantern, die bekannteste Winterkürbissorte, die es in gut sor-tierten Gemüsegeschäften im Herbst zu kaufen gibt, ist besonders gut zum Aushöhlen geeignet.

▶ Oben einen Deckel abschneiden und das Fruchtfleisch herauslöf-feln. Die Wandstärke sollte schon noch etwa zwei Zentimeter betra-gen, sonst fällt der Kürbis in sich zusammen.

▶ Das Gesicht erst vorzeichnen und dann mit Messer oder Laubsäge herausschneiden. Erst kleine Teile wie Augen, Nasenlöcher etc. und danach die großen Teile (Mund) ausstechen.

▶ Zum Schluss das Gesicht mit einem Teelicht von innen beleuchten und den Deckel wieder aufsetzen.

▶ Wenn Sie vorher noch etwas Zimt und Muskat in die Lampe streu-en, verbreitet sie einen angenehmen Duft. Als Zierrat eignen sich Kar-toffeln oder Zwiebeln für die Ohren (mit Zahnstochern festpicken), Blätter, Efeu etc. als Haare und ein Maiskolben oder eine Mohrrübe als Nase, die man einfach in das vorgeschnittene Loch für die Nase steckt. Der Phantasie sind keine Grenzen gesetzt.

Altbewährtes neu entdeckt

Heute kann man in den Gärten auf dem Land wieder häufiger die so genannten Kürbisgeister – oft Furcht erregende Grimassen aus Kürbis-sen – sehen. Sie sollen das Haus und seine Bewohner vor gefürchteten Geistern bewahren und beschützen.

Die klassische Speisen-folge beim Thanksgiving besteht aus gebratenem und gefülltem Truthahn mit Preiselbeersauce, Süßkartoffeln, pürierten Zwiebeln, Kürbisgemüse (vom Squash = Sommer-kürbis) und süßem Kürbis-kuchen (Pumpkinpie vom Pumpkin = Winterkürbis) als Nachspeise. Die ameri-kanische Bezeichnung »Squash« für den Sommer-kürbis kommt aus der Sprache der Narragansett-Indianer und heißt etwa: grünes Ding, das man roh isst.

Der Weg vom Acker zur Ladentheke

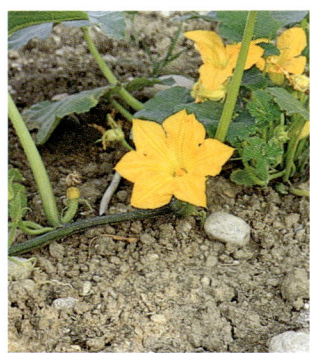

Zur Blütezeit prägen die gelben Kürbisblüten die steirische Landschaft.

Bevor man in den siebziger Jahren Mähdrescher zu Erntemaschinen für Kürbisse umfunktionierte, war die Kürbiskernernte noch ein mühseliges Geschäft. Jede der kiloschweren Früchte musste von Hand aufgelesen und mit einer Axt oder einem Haumesser zerteilt werden. Die Kerne pulte man dann mit den Fingern aus dem Inneren der Früchte heraus.

Manche Kleinbauern müssen noch heute so verfahren. Im umfassenden Kürbisbuch von E. und R. Reiterer ist dazu eine Steirerin zitiert: »Das Ausbatzeln, das Herausschälen der Kerne aus dem Fruchtfleisch, geht wahnsinnig auf die Finger. Wenn wir da einen ganzen Tag lang putzen, drei Wochen hindurch oder noch länger, das hält man fast nicht aus.«

In der landwirtschaftlichen Nutzung verzichtet man darauf, Kürbispflanzen vorzuziehen und später umzupflanzen, da der Zeitaufwand zu groß ist. Mit einer Saatmaschine werden die Kerne direkt in den Boden gelegt.

Die Ernte

Mittlerweile geht das alles vollautomatisch, zumindest in den Großbetrieben. Erst werden die reifen Kürbisse auf dem Feld mit einer Art Schneepflug in Reihen gelegt. Dann sammelt eine traktorgezogene Maschine die Riesenbeeren mit einem Rechen oder dem »Igel« ein. Der »Igel« ist eine Drehtrommel, die innen mit Spießen besetzt ist. Anschließend zerteilt eine Quetschtrommel das Erntegut, und in einer Siebtrommel mit Reinigungsbürsten und einer Absaugvorrichtung werden die Kerne dann vom Fruchtfleisch getrennt. Am Ende werden die Kerne in einem Sammelbehälter aufgefangen. Die Schalenreste und das Fruchtfleisch der Kürbisse lässt man übrigens gleich auf den Feldern verrotten, was dem Boden hilft, sich zu regenerieren. Mit so einem modernen Landwirtschaftsgerät können bis zu fünf Hektar Anbaugebiet am Tag abgeerntet werden, was in guten Jahren pro Hektar einen Ertrag von 1200 Kilogramm Kernen einbringt. Allerdings sind die Erträge starken Schwankungen unterworfen und manches Jahr liegt der Hektarertrag nur bei einigen hundert Kilogramm.

Weder Hagel noch Frost

Besonders schlecht bekommt den Kürbissen eine zu intensive Bodenverdichtung. Hat ein Landwirt im Vorjahr andere Feldfrüchte als Kürbisse angebaut und musste er oft mit seinen Maschinen den Acker bearbeiten, kann man im anschließenden Kürbisjahr manchmal noch die Spuren davon sehen: Wo die Maschinen den Boden zu stark geplättet haben, wächst der Kürbis nicht. Er braucht lockeres Erdreich und gedeiht sogar auf sandigen Böden. Auch Frost oder ein insgesamt gesehen zu kaltes oder gar ein verhageltes Jahr schmecken den Plutzern nicht. Ernteausfälle wirken sich dann unmittelbar auf den Preis aus, den die Landwirte bei den Ölmühlen erzielen können. Er liegt derzeit je nach Gesamterntemenge bei drei bis zehn DM für ein Kilogramm gereinigte Kerne.

Anbau in kleinem Stil

Der schalenlos gewachsene Steirische Ölkürbis wird in Österreich auf einer Fläche von ungefähr 10 000 Hektar angebaut. Ebenso groß sind zusammengenommen noch einmal die Anbaugebiete in den angrenzenden Staaten Ungarn, Slowenien, Kroatien und Rumänien.
Das scheint im weltweiten Vergleich eher unbedeutend zu sein, denn da werden etwa 700 000 Hektar für den Kürbisanbau genutzt, wobei die größten Anbauflächen in den Staaten der ehemaligen Sowjetunion, in den USA, in China und Ägypten liegen.
Während die Zahl der kleineren Ölmühlen in der Steiermark eher rückläufig ist, hat sich vor allem Ungarn in den letzten Jahren in der Kürbiskernölherstellung einen Namen gemacht.
Auch in Deutschland, und dort vor allem in Bayern, beginnen die Bauern den Ölkürbis anzubauen, Kernöl zu pressen und es im eigenen Land zu vermarkten.

Kürbisfrüchte werden als Gemüse, für Marmeladen und Kompotte genutzt; die Kürbiskerne zur Ölgewinnung, teils auch für pharmazeutische Erzeugnisse und wie Nüsse in Brot und Backwaren. Die Pressrückstände der Kürbisse dienen als Viehfutter.

Umweltprobleme auch im steirischen Naturparadies

Die Liste der Schädlinge, Krankheiten und Unkräuter, von denen Kürbiskulturen befallen oder im Wachstum behindert werden können, ist lang: Samen- und Wurzelunkräuter, Hirsearten, Quecken, einige Virusarten wie das Grünscheckungs-Mosaikvirus oder das Melonen-Mosaikvirus, Bakterienerkrankungen wie Mehltau, Brennfleckenkrankheit oder Fruchtfäule. Nicht zuletzt setzen Blattläuse, Wurzelfliegen und Drahtwürmer den dicken Fruchtbomben zu. Und jeder Hobbygärtner weiß aus eigener Erfahrung, wie sehr Schnecken Kürbisse in allen Wachstumsstadien bevorzugen.

Trotzdem gelingt es unter vollständigem Verzicht auf aggressive chemische Substanzen mit mechanischen Methoden, einer sinnvollen Fruchtfolge, rechtzeitigem Saatgutwechsel und anderen nicht chemischen Maßnahmen, die Schadstoffbelastung in den Kürbiskernen so gering zu halten, dass sich lebensmittelrechtlich keinerlei Beanstandungen ergeben. Dafür sorgen schon die »Anbaurichtlinien der Arbeitsgemeinschaft (ARGE) steirischer Kürbisbauern«, die festlegen, welche Mittel in welchem Ausmaß verwendet werden dürfen. Beispielsweise darf ein Acker, der mit Unkraut- oder Schädlingsbekämpfungsmitteln besprüht wurde, erst sechs Jahre danach wieder für den Kürbisanbau genutzt werden, um garantiert schadstofffreie Produkte zu erhalten.

> Menschen mit Allergie- und Neurodermitisproblemen reagieren bereits auf geringste Schadstoffmengen. Gerade sie sollten auf gute Qualität und die Herkunft von Kürbiskernprodukten achten.

Der richtige Erntezeitpunkt

▶ Die Erntezeit für Kürbiskerne dauert in der Steiermark von Mitte September bis Ende Oktober.

▶ Wenn das Blatt- und Rankwerk der Kürbispflanzen weitgehend verdorrt ist, erkennt man den optimalen Erntezeitpunkt.

▶ Die Farbe der Früchte ist dann hauptsächlich gelb, und die Kerne sind dunkelgrün und wirken prall gefüllt.

▶ Für die Ölgewinnung müssen die Kerne reif sein. Solange sie unreif sind, haben sie einen unangenehm scharfen Geschmack.

Ständige Kontrollen

Das eigentliche Problem mit Umweltgiften liegt beim Kürbisanbau woanders. Ein als krebsverdächtig eingestufter Stoff, das Hexachlorbenzol (HCB), das weit entfernt von den Kürbisfeldern z. B. von Müllverbrennungsanlagen freigesetzt wird, gelangt auf die Felder und über die Wurzeln in die Kürbispflanzen. Die fettreichen Kürbiskerne speichern dann das HCB, und da das Kürbiskernöl schonend gepresst und deshalb anschließend nicht raffiniert werden muss, kommen die meisten Inhaltsstoffe aus den Kernen anschließend auch ins Öl. Es bedarf ständiger Kontrollen, den HCB-Spiegel in den Kürbiskernen bzw. dem Öl in den lebensmittelrechtlichen Grenzen zu halten. Ein Umstand, der übrigens für die meisten Öl gebenden Kulturpflanzen gilt.

Das Kürbiskernöl, das man als Verbraucher an den Salat gibt, ist aber trotz solcher Probleme aufgrund der lebensmittelrechtlichen Kontrollen ein einwandfreies, gesundes und wertvolles Produkt Besonders für die pharmazeutische Verwendung von Kürbiskernöl werden so strenge Untersuchungskriterien angewandt, dass eine Schadstoffbelastung so gut wie ausgeschlossen ist.

Steirisches Brauchtum

Ehe sich, wohl durch Zufall, Ölkürbisse mit schalenlosen Kernen gebildet hatten, die vor dem Auspressen der Kerne ein Schälen, das Kernhäppeln, überflüssig machten, musste noch viel Handarbeit geleistet werden. Genauer gesagt war es Fingerarbeit, denn die Kernschalen mussten mit den Fingern vom Kerninneren heruntergekletzelt werden, wie man früher sagte.

Mit den wertlosen Schalenresten hat man in den steirischen Dörfern von einst übrigens gerne Schabernack getrieben, was gelegentlich beträchtliche Verwirrung stiften konnte. Dort pflegte man nämlich den Brauch, die nächtlichen Wege der Burschen zu ihren »Madln«, wenn diese also »fensterln« gingen, mit den Schalen für alle deutlich sichtbar zu kennzeichnen. Solche Kernstraßen sorgten dann am nächsten Morgen für allerhand Klatsch und Tratsch. Manchmal ging man sogar

Da Kürbiskernöle aufgrund der strengen Qualitätskontrollen nur geringe bis gar keine Schadstoffe enthalten, eignen sie sich besonders gut als Basisprodukt für biologisch hergestellte Kosmetikartikel.

noch weiter und legte aus Jux einige Kernstraßen falsch oder irreführend aus, was unter Umständen nicht nur treusorgende Mütter, sondern auch die ganze Dorfgemeinschaft in bösen Aufruhr bringen konnte.

Die Schalenlosigkeit erhalten

Heute kommen zur Ölgewinnung vorwiegend die schalenlosen Varianten zum Einsatz. Dabei ist der Erhalt der schalenlosen Züchtungen gar nicht so einfach. Kürbisse zählen biologisch zu den Fremdbestäubern, d. h., Insekten oder auch der Wind transportieren Pollen von den männlichen zu den weiblichen Blüten. Wenn die Pollenfracht, die bei den weiblichen Blüten der schalenlosen Kürbisse ankommt, von Früchten stammt, die Kerne mit harten Schalen aufweisen (wie beispielsweise Zucchini), dann verholzen auch die Kerne der schalenlosen Variante wieder. Aus diesem Grund werden die drei weichschaligen Ölkürbissorten der Steiermark, die dort im Zuchtbuch für Kulturpflanzen registriert sind, in Wies und in Gleisdorf in eigenen Zuchtstationen von allen fremden, sprich schalenbewehrten Kürbissorten freigehalten. Ohne eine solche fachmännische Wahrung der Zuchtergebnisse wäre es möglicherweise bald um die schalenlosen Kürbiskerne geschehen. Für die Landwirte, die ihre Saatkerne selbst gewinnen und nicht bei den Zuchtstationen kaufen, gilt deshalb die Regel, dass ein Abstand von mindestens 500 Metern zu Feldern mit anderen Kulturen eingehalten werden muss. Das garantiert zumindest einen gewissen Schutz.

Kürbiskerne werden, bevor sie in den Handel kommen, sorgfältig gereinigt und sortiert. Äußerlich beschädigte Kerne werden entweder zu Öl gepresst oder für die Herstellung von Granulaten verwendet.

Waschen, trocknen, rösten, pressen

Gleich nach der Ernte werden die Kürbiskerne mit Wasser gründlich gewaschen, auf diese Weise von Fruchtfleischrückständen und dem Schleim, der die Kerne umgibt, gesäubert. Übernehmen die Ölmühlen diese Arbeitsprozesse, werden die Kerne erst in einem System aus Rüttelsieben, Entstaubungsvorrichtungen und Förderbändern gereinigt und anschließend auf Flachrostanlagen bei Temperaturen von 50 °C bis maximal 60 °C getrocknet. Das senkt den Wassergehalt der Kerne in zwölf Stunden auf wenige Prozent. Im nächsten Arbeitsgang werden die Kerne grob geschrotet und mit Wasser sowie Salz zu einem Brei verknetet. Salz unterstützt die Trennung von Eiweiß und Fett, außerdem würzt es natürlich.

Der Pressmeister röstet dann den Brei bei ca. 60 bis höchstens 70 °C. Das dauert etwa 30 Minuten, dann ist das Wasser verdampft. Dieses Rösten, das oft in großen Röstpfannen vorgenommen wird, hat entscheidenden Einfluss auf den Geschmack des Kernöls. Erfahrene Ölmacher erkennen am Geruch des Röstgutes, wann es gediehen ist (wenn es nämlich nach Nüssen duftet), und manche heizen eigens nur mit Holz, um ein zu starkes Erhitzen zu vermeiden. Denn wenn die Temperaturen zu hoch sind, riecht es nach verbranntem Toast, und das Öl schmeckt nicht mehr.

Zum Schluss kommt die Masse in eine Presse aus Stahlplatten mit einem Druck von 300 bis 350 Bar. Die Temperatur von 60 °C wird dabei nicht überschritten. Im fertigen Öl vorhandene Schwebeteilchen setzen sich etwa nach einer Woche am Boden des Lagergefäßes ab oder werden gleich abgefiltert.

Kaltgepresst oder nicht?

Ernährungsphysiologisch hochwertig sind Öle nur dann, wenn sie kaltgepresst sind. Das empfehlen Ernährungswissenschaftler schon seit vielen Jahren, und jeder hat es wahrscheinlich schon einmal gehört. Was genau mit »kaltgepresst« gemeint ist ist vielen weniger geläufig.

Die Kaltpressung ist ein schonendes Verfahren zur Gewinnung von Speiseöl aus verschiedenen Rohstoffen wie Nüssen, Samen oder Oliven. Ihm steht die Gewinnung durch Heißpressung und Raffination (chemische Reinigung des Öls) gegenüber. Kaltpressung bedeutet, dass die Temperaturen beim Pressen der Ölfrüchte wesentlich niedriger sind als beim Heißpressen. Aber sie dürfen immerhin noch zwischen 40 und 60 °C betragen. So ein leichtes Erhitzen macht den Einsatz chemischer Lösungsmittel überflüssig, der sonst bei einigen

Die getrockneten Kürbiskerne sind dann zur Ölpressung optimal geeignet, wenn sie beim Zerbrechen schön knacken.

Zwischen 15. September und 31. Oktober ist Cucurbita pepo – auch gemeiner Kürbis, Garten-kürbis oder Sommerkürbis genannt – reif zur Ernte. Jetzt beginnt für die steirischen Kürbisbauern die Zeit der harten Arbeit.

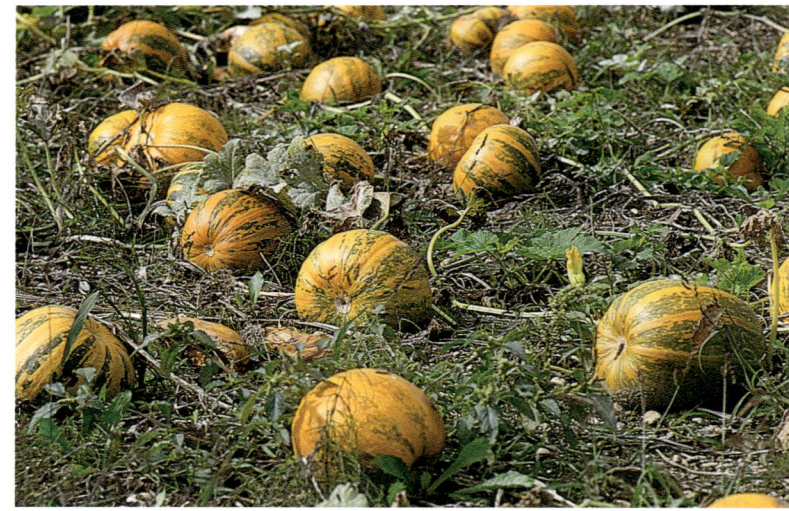

Ölfrüchten nötig wäre. Man bezeichnet die kaltgepressten Öle als naturbelassen, weil die wertvollen Inhaltsstoffe wie ungesättigte Fett-säuren, Vitamine, Farb-, Schleim- und Geruchsstoffe weitgehend er-halten bleiben. Das macht auch den gesundheitlichen Wert dieser Öle aus. Ein kaltgepresstes Öl verfügt außerdem über einen starken Ei-gengeschmack, demgegenüber heißgepresste Öle eher neutral, also nach nichts schmecken.

Kaltgepresste Öle kosten mehr als heißgepresste; zum einen, weil die Rohstoffe teurer sind, und weil vor allem auch die Ölausbeute gerin-ger ist. Diese hochwertigen Öle sind mit der Aufschrift »kaltgepresst, nicht raffiniert« gekennzeichnet.

Kürbiskernöle, die man in Reformhäusern erwirbt (etwa 13 DM für 0,25 Liter), sind mit dieser Aufschrift versehen. Bei den echt steiri-schen Ölen, die man in Supermärkten, in Fachgeschäften für Essig, Öl und Gewürze oder im Ursprungsland direkt bezieht, heißt es meist »schonend und sorgfältig gepresst«. Dadurch wird dem Tatbestand Rechnung getragen, dass die Kerne beim Rösten manchmal den für kaltgepresste Öle geltenden Grenzwert von 60 °C, auf den sie erhitzt werden dürfen, überschreiten. Kürbiskernöl muss deshalb aber nicht chemisch gereinigt, also raffiniert werden.

Damit die wertvollen Inhaltsstoffe auch erhalten bleiben, sollten Sie Ihre kaltgepressten Öle nicht erhitzen. Verwenden Sie die Öle vor allem für Salate und andere kalte Speisen. Bei warmen Gerichten fügen Sie Kürbiskernöl erst kurz vor dem Servieren hinzu.

Genaue Definition

Echte Kernöle verfehlen also bisweilen knapp die Kategorie »kaltge-presst«. Aber die Ölmüller schwören auf das Verkneten der geschro-teten Kerne mit Salz sowie Wasser und das anschließende schonende Rösten. Das ist eine altbewährte Methode, die seit jeher ein ausge-zeichnetes Speise- und Gesundheitsöl hervorgebracht hat.

Wer jetzt befürchtet, dass das steirische Kürbiskernöl zu stark erhitzt werden könnte und damit weniger hochwertig sei als andere Öle, dem sei gesagt, dass der typisch nussig-würzige Geruch und Wohl-geschmack des Öls verloren ginge, wenn es überhitzt würde. Nur schonendes Rösten und Pressen bei niedrigen Temperaturen verlei-hen dem Kernöl den typischen Geschmack.

Begrenzte Haltbarkeit

Allgemein gilt, dass die Haltbarkeit von kaltgepressten Ölen begrenzt ist. Deshalb sollte man auch auf das Haltbarkeitsdatum auf dem Eti-kett achten. Kürbiskernöl sollte dunkel bei acht bis zwölf °C gelagert werden. Dann ist eine Mindesthaltbarkeit von neun Monaten garan-tiert. Ratsam ist es, kleinere Mengen zu kaufen, da die Luft in ange-brochenen Dosen oder Flaschen das Aroma des Öls beeinträchtigt.

Der Ölschläger

Bereits im Jahre 1739 fand der Kürbissame bzw. das Kernöl in Zedlers Universallexikon eine Erwähnung: »Man brauchet denselben offt zu kühlenden Emulsionen und Milchen, wie zu anderen Träncken und Suppen. Es wird auch ein süsses Oel daraus gepresset, welches eine linde, weiche Haut machet und auch sonsten erweichet.«

Was da als gepresset bezeichnet wird, war eigentlich ein Schlagen bzw. Herausschlagen des Öls aus den Kürbissamen; und der Ölmacher hieß dementsprechend Ölschläger. Eine Bezeichnung, die sich tradi-tionellerweise bis in unsere Tage erhalten hat, obgleich man mittler-weile maschinelle Hydraulikpressen dazu benutzt.

Kaltpressung bedeutet, dass die ölhaltigen Kerne mit langsam steigendem Druck gepresst werden. Durch den Druck erhöht sich zwar die Temperatur, sie übersteigt aber nicht die Temperatur, die die Sonne in der Natur erzeugt.

Pressen mit der Ölkuh

Die wuchtigen Gerätschaften von einst sind noch heute in manchen Heimatmuseen der Steiermark zu bewundern.

Herzstück einer solchen Presse ist die so genannte Ölkuh, ein viereckig zurechtgeschnittener Baumstamm, in den mehrere Öffnungen eingearbeitet sind. In eine der Öffnungen wurde zwischen zwei Holzteile, die Ölkare genannt werden, der Brei aus den zerstampften Kernen gegeben; und in andere Öffnungen trieb der Ölschläger mit einem schweren Hammer Keile ein, die die Ölkare Millimeter für Millimeter zusammenschoben. Der eingequetschte Brei gab dann Tropfen für Tropfen seinen Reichtum an Öl preis, das somit in ein darunter aufgestelltes Gefäß fließen konnte.

Die Ausbeute war damals natürlich noch relativ gering und reichte längst nicht an heutige Resultate heran. Heutzutage gilt bei der Herstellung von Kürbiskernöl: Etwa zweieinhalb Kilogramm Kerne ergeben einen Liter Öl.

> Das einzige Öl, das wirklich nur durch Pressen und ganz ohne Erwärmen gewonnen werden kann, ist Olivenöl. Deshalb ist der Begriff »Kaltpressung« dem Wortsinn nach nur bei Olivenöl wirklich korrekt.

Zum Abschluss ein Fest

Dafür war die Prozedur früher sicherlich vergnüglicher als heutzutage. An langen Winterabenden kamen die Bäuerinnen und Mägde sowie viele aus der Nachbarschaft beim Ölschläger zusammen, halfen beim Aufbereiten der selbst mitgebrachten Kerne, beim Schroten und Rösten und genossen vor allem den jungen Wein, der aus der letzten Herbstlese gewonnen worden war.

Öl zu machen war damals ein großes Fest, bei dem manchmal auch Musikanten aufspielten. Und anschließend trug man den Korb voll mit frisch gefüllten Ölflaschen aus der eigenen Kernproduktion nach Hause.

Nehmen Sie diese alte Tradition zum Anlass, und feiern Sie auch als Hobbygärtner ihren Ernteerfolg mit einem kleinen Kürbisfest.

Kulinarische Spezialitäten aus der Steiermark, die sich für ein solches Fest ganz besonders gut eignen, finden Sie hinten im Rezepteteil dieses Buches (siehe Seite 76ff.).

> Superlative rund um den Kürbis: Das bisher schwerste Exemplar das beim Pumpkin-Festival in Kalifornien ausgestellt wurde, war ein Riesenkürbis (Cucurbita maxima) mit einem Gewicht von 277,6 Kilogramm.

Was beim Kauf zu beachten ist

Bei einer Fahrt durch die Steiermark erblickt man immer wieder Schilder vor schmucken Bauernhöfen mit Aufschriften wie »Echtes Kernöl zu verkaufen!« oder »Reines Kernöl!«.

Kauft man direkt dort ein, hat man einen erheblichen Preisvorteil gegenüber einem Erwerb im Handel. Mit etwas Glück bezahlt man dann nur ca. 25 DM pro Liter – und nicht bis zu 60 DM, die beispielsweise in einem deutschen Feinkostgeschäft dafür aufzuwenden sind. Auch was die Qualität anbelangt, kann man relativ sicher sein, dort nur naturreines steirisches Kürbiskernöl ohne chemische Zusätze oder andere Beimischungen zu bekommen.

Ein kleiner Test

Ein Kürbiskernöl, dem andere, minderwertige Öle beigemischt wurden, kann man unter Umständen erkennen. Ein kleiner Tropfen echtes Kürbiskernöl bleibt auf dem Teller oder auf einem Salatblatt als Tropfen liegen. Ein Tropfen gepantschtes Öl zerläuft dagegen leichter. Dieser Test eignet sich natürlich auch für alle anderen hochwertigen

Durch starkes Erhitzen gehen nicht nur wertvolle Inhaltsstoffe naturbelassener Öle verloren, sondern es entstehen gleichzeitig gesundheitsschädliche Stoffe. Ein Öl, das in der Pfanne bereits raucht, ist zu heiß und sollte nicht mehr verwendet werden.

Testen Sie Ihr Kernöl auf seine Qualität. Verläuft der Tropfen auf dem Salatblatt, so handelt es sich um gemischtes Öl. Vor dem Test sollten Sie beim Kauf des Kernöls sowohl auf den Produktnamen als auch auf den Herstellungsort des Produktes achten.

Öle. Trotzdem sollte man wissen, dass verschiedenartige Kernöle vom Gesetzgeber zugelassen sind. Achten Sie deshalb beim Kauf auf Qualität und Ursprungsgebiet.

Lesen Sie besonders sorgfältig das Etikett: Naturbelassene Öle unterliegen strengen Qualitätskontrollen und sind auch ausdrücklich als solche ausgewiesen.

(Echt) steirisches Kürbiskernöl

Dieses Kernöl ist ausschließlich aus hochwertigen Kürbiskernen steirischer Herkunft auf traditionell schonende Weise und gemäß der gesetzlichen Bestimmungen ohne chemische Zusätze hergestellt.

Oft wird es auch steirisches Bauernkernöl oder 100-prozentiges steirisches Kürbiskernöl genannt. Allerdings gilt nur die Bezeichnung »Steirisches Kürbiskernöl« nach EU-Recht als geschützte geografische Angabe.

Sie erhalten Kürbiskernöl in gut sortierten Supermärkten, in Reformhäusern oder Kräuterfachgeschäften zum Preis zwischen etwa 13 und 20 DM für den Viertelliter.

»Kürbiskernöl« oder »Reines Kürbiskernöl«

Auch bei Ölen mit solch einer Bezeichnung handelt es sich um absolut reine Öle, die auschließlich aus Kürbiskernen hergestellt wurden. Die Herkunft der Kerne ist dabei aber nicht festgelegt, und meist handelt es sich um Billigimporte beschalter Kerne.

(Steirisches) Salatöl

Beim steirischen Salatöl haben wir es mit einem Ölverschnitt zu tun, der je nach Angabe nur zwischen 5 und 50 Prozent steirisches Kürbiskernöl aufweist. Der Rest ist allerdings nur billiges raffiniertes Öl wie Raps- oder Sojaöl. Gesundheitsfördernde Stoffe wie z. B. Geschmacks- und Geruchsstoffe, Schleimstoffe und Vitamine sind in solchen Verschnitten selbstverständlich weniger vorhanden.

Naturbelassenes Kürbiskernöl hat wie andere hochwertige Kernöle einen ausgeprägten Eigengeschmack. Es empfiehlt sich daher, nur kleinste Mengen an Salate, Saucen und sonstige Speisen zu geben.

Gesetzliche Verordnung

▶ **Name des Erzeugnisses**

Steirisches Kürbiskernöl

▶ **Art des Erzeugnisses**

Speiseöl

▶ **Beschreibung des Erzeugnisses**

Dunkelfärbiges, dickflüssiges Speiseöl, überwiegend als Salatöl verwendet.

Es wird durch ein schonendes Pressverfahren aus den schalenlos gewachsenen steirischen Kürbiskernen (Cucurbita pepo styriaca) hergestellt.

Hoher Gehalt an mehrfach ungesättigten Fettsäuren sowie an ernährungsphysiologisch wertvollen Inhaltsstoffen.

▶ **Geografisches Gebiet**

Die Pressung des steirischen Kürbiskernöls erfolgt ausschließlich im traditionellen Gebiet südliche Steiermark und südliches Burgenland.

Das Ausgangsprodukt, die schalenlos gewachsenen steirischen Kürbiskerne, stammen ausschließlich aus oben genanntem Gebiet sowie Teilen von Niederösterreich.

▶ **Gewinnungsverfahren**

Die gewaschenen und getrockneten schalenlos gewachsenen Kürbiskerne werden gemahlen, schonend aufgeschlossen und anschließend gepresst.

Durch dieses schonende Verfahren bleiben die wertvollen Inhaltsstoffe des steirischen Kürbiskerns zum großen Teil erhalten.

▶ **Zusammenhang mit geografischem Gebiet**

Der Kürbisanbau spielt in oben genannten Gebieten eine wichtige Rolle zur Erhaltung der klein strukturierten landwirtschaftlichen Betriebe (derzeitige Anbaufläche ca. 10 000 Hektar).

Ebenso sichert die Erzeugung des steirischen Kürbiskernöls wichtige Arbeitsplätze und das Einkommen von rund 70 gewerblichen Ölpressern.

Der Konsument begehrt besonders das original steirische Kürbiskernöl.

▶ **Etikettierung**

Steirisches Kürbiskernöl

(Auszug aus der EWG-Verordnung Nr. 2081/92)

So genannte raffinierte Öle erkennen Sie daran, dass sie klar, farb- und geruchlos sind und keinen eigenen Geschmack haben. Sie sind zwar viel länger haltbar als nicht raffinierte Öle, haben aber den Nachteil, dass beispielsweise viele Vitamine bei der Raffination verloren gegangen sind.

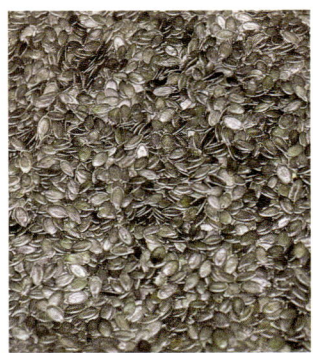

Schwarze Kerne für die Gesundheit von Blase, Nieren, Harnwege und Prostata.

Schon vor 3000 Jahren gab Asklepios von Thessalien die Reihenfolge in der Anwendung verschiedener Heilmittel vor: Zuerst das Wort, dann die Pflanze, zuletzt das Messer!

Kürbiskerne und Kernöl als Heilmittel

Heilpflanzen spielten bei der Behandlung von Leiden älterer Menschen schon immer eine große Rolle. »In allen Ländern der Erde, in allen Hochkulturen der Völker fand man Pflanzen, die sich bei den mannigfaltigen Beschwerden der zunehmenden Lebensjahre als nützlich erwiesen«, schrieb Rudolf F. Weiß, einer der wichtigsten Vertreter der Phytotherapie (vom Griechischen »phyto« = Pflanze). Die Pflanzenheilkunde, wie es auf Deutsch heißt, ist jener Teil der Medizin, der sich mit der Anwendung pflanzlicher Heilmittel beim Menschen befasst. Sie ist längst »nicht mehr eine Alternative zur Schulmedizin, sondern sie ist ein Teil der Schulmedizin« geworden, wie es auf einer Versammlung vom Zentralverband der Ärzte für Naturheilverfahren formuliert wurde.

Beschwerden in der zweiten Lebenshälfte

Der Einsatz pflanzlicher Heilmittel in der Urologie ist eine der ältesten Anwendungsformen dieser Art von Arzneien und bis heute unersetzlich, wobei einzelne Wirkmechanismen dieser Mittel bekannt sind, manche Detailkenntnisse darüber aber noch ausstehen. Besonders bei Störungen der Blasenfunktionen haben pflanzliche Arzneimittel eine große Tradition. Es ist sogar so, dass es bei leichteren Störungen dieser Art gar keine andere medikamentöse Therapie gibt als auf der Basis von Naturstoffen.

Pflanzliche Heilmittel können innerlich als Tee, Sirup oder Tropfen und äußerlich als Tinktur, Salbe oder Aufguss verwendet werden. Der Vorteil pflanzlicher Urologika besteht in ihrer weitgehenden Unschädlichkeit, was sie für eine Dauerbehandlung geeignet macht. »Chronische Leiden müssen auch chronisch behandelt werden«, schrieb Theodor Lütgen in »Deutsches Medizinisches Journal«.

Problem Blasenschwäche

Millionen Deutsche klagen über Blasenschwäche. Nachts, in der U-Bahn oder während eines Konzerts: Ganz plötzlich und unaufschiebbar müssen sie raus auf die Toilette. Besonders betroffen ist jener Personenkreis, der das 50. Lebensjahr bereits überschritten hat. Die häufigsten Ursachen einer solchen Blasenschwäche sind bei Frauen die Reizblase und im vorgerückten Alter die Blaseninkontinenz, bei Männern ist es meist eine altersbedingte, gutartige Vergrößerung der Prostata.

Dagegen lässt sich etwas unternehmen, besonders im Frühstadium der Beschwerden. Es gibt äußerst wirksame Nieren-, Blasen- sowie Prostatamittel auf rein pflanzlicher Basis. Sie werden nicht nur von Ärzten verordnet, sondern eignen sich auch bestens für eine Selbstbehandlung, da sie in aller Regel keine unangenehmen Nebenwirkungen hervorrufen können. Und gerade Kürbiskernöl oder natürliche Arzneimittel auf der Basis von Kürbissamen sind mit an erster Stelle zu nennen, wenn es gilt, drängende Probleme mit dem Wasserlassen in den Griff zu bekommen.

Klinisch untersucht

So hat man festgestellt, dass Männer in den Balkanländern, die regelmäßig Kürbiskerne in größeren Mengen zu kauen pflegen, viel seltener an Prostatabeschwerden leiden als anderswo. Auch bei der Landbevölkerung der Steiermark weiß man längst, dass alle Kernölprodukte ganz allgemein die typischen Frauen- und Männerleiden verbessern oder ihnen vorbeugen. Kürbiskerne und Kürbiskernöl gelten seit jeher als wirksame Mittel der Volksmedizin bei Harnwegserkrankungen. Sogar eine luststeigernde Wirkung wird ihnen nachgesagt.

Mittlerweile gibt es zum Cucurbitae peponis semen, wie der Kürbiskern in der Schulmedizin heißt, auch eine Reihe klinischer Untersuchungen, die seine Wirksamkeit bestätigen. Rudolf F. Weiß hat »an der Wirksamkeit des Kürbisses bei gewissen Blasenleiden keinen Zweifel, auch wenn man über die Wirkstoffe im Einzelnen noch nichts

Die Harnblase eines Erwachsenen hat ein Fassungsvermögen von 300 bis 500 Millilitern. Ab einer Menge von 200 Millilitern kommt es normalerweise zum Harndrang, der bei ca. 400 Millilitern sehr heftig wird. Bei einer Reizblase ist dieser Mechanismus gestört – es kommt bei weitaus kleineren Mengen zum Harndrang.

Sicheres auszusagen vermag«. Die pharmazeutische Standardzulassung gibt als Anwendungsgebiete weichschaliger Kürbissamen und auf deren Grundlage hergestellter Arzneimittel an: »Zur unterstützenden Therapie von Funktionsstörungen im Bereich der Blase und von Beschwerden beim Wasserlassen.«

Speziell gezüchtete Kerne von Arzneikürbissen werden heute erfolgreich zur Behandlung von Blasenfunktionsstörungen bei Männern, Frauen und auch Kindern eingesetzt.

Frei von Nebenwirkungen

> Bei Problemen mit der Blase oder gar Blasenentzündungen ist in vielen Fällen die Ursache eine Überempfindlichkeit gegen so genannte Intimpflegemittel. Oft verschwinden die Beschwerden der betroffenen Frauen dann von selbst, wenn auf diese Sprays, Seifen, Duschgels und dergleichen verzichtet und der Intimbereich eine Zeit lang ausschließlich mit Wasser gereinigt wird.

Die Verwendung von Kürbiskernöl in der Küche kann die erste gesundheitliche Maßnahme sein, die man ergreift, wenn man unter Blasenschwäche zu leiden beginnt. Darüber hinaus werden als Heilmittel noch folgende Produkte auf der Basis von Kürbiskernen oder Kürbiskernöl angeboten, die als Urologika und Prostatamittel zum Einsatz kommen:

▶ Naturbelassene Kürbiskerne; 400 Gramm kosten ca. 20 DM.
▶ Geschrotete Kürbiskerne in Form von Granulat; 450 Gramm kosten ca. 25 DM (Wirkstoff Kürbissamen sowie Saccharose).
▶ Kürbiskerne und Kernöl in Kapseln; 100 Kapseln kosten ca. 40 DM. (Eine Kapsel enthält ca. 400 Milligramm Kürbissamen und 340 Milligramm Kürbissamenöl; außerdem Sojabohnenöl, gelbes Wachs, Sojalezithin, Gelatine, Glyzerol, Sorbitol, gereinigtes Wasser, die Farbstoffe E171, E172). Die Kapseln sind apothekenpflichtig, aber rezeptfrei. Man erhält die Kürbispräparate in Apotheken, Reformhäusern, Bioläden oder Kräutergeschäften.

Wichtig ist zu wissen, dass für Kürbiskerne und Kernöl, die in therapeutischen Dosen als Arzneimittel verwendet werden, bislang weder Gegenanzeigen noch Unverträglichkeiten oder schädliche Nebenwirkungen, auch keine Wechselwirkungen mit anderen Medikamenten, bekannt sind.

Die Inhaltsstoffe der Kürbiskerne, rechtzeitig eingenommen oder als Öl der täglichen Nahrung beigefügt, konnten schon manche Operation vermeiden helfen.

Hochwirksame Arzneikürbissamen

Für medizinische Zwecke werden ausschließlich Sonderzüchtungen von Kürbissen verwendet, da die Kerne eines x-beliebigen Kürbisses arzneilich gesehen wesentlich weniger zu bieten haben. Bei den durch Zucht gewonnenen Arzneikürbissamen (z.B. von Granufink) wurden »durch jahrzehntelange mühevolle Auslese die wirksamen Inhaltsstoffe vermehrt«, wie der Agrarwissenschaftler Dr. Hubert Kuhlmann erklärt. Bei Arzneikürbissamen kann so ein gleichbleibend hoher Gehalt an heilsamen Inhaltsstoffen garantiert werden (Standardisierung), beispielsweise ein konstanter Mindestgehalt an Phytosterinen und Tokopherolen (siehe Seite 53). Und sie werden ständig einer mikrobiologischen Untersuchung auf Schadstoffe (Pestizide und Herbizide) unterzogen.

Die medizinischen Kürbissamen stammen immer vom schalenlos gewachsenen Steirischen Ölkürbis, den auch die steirischen Bauern anbauen. Der Unterschied zu den Kürbissamen aus der landwirtschaftlichen Produktion, aus denen dann das gute Öl gewonnen wird, ist geringer, als man vielleicht vermuten könnte. Die landwirtschaftlichen Produkte werden zwar nicht so streng kontrolliert, und

Kürbissamen sind nicht nur reich an Vitaminen wie Provitamin A, Vitamin B, C und E; sie enthalten auch wichtige Mineralstoffe wie Kalzium, Eisen, Magnesium und die Spurenelemente Selen und Zink sowie ungesättigte Fettsäuren.

Der Steirische Ölkürbis enthält bis zu 400 schalenlose Kerne bzw. Samen. Bei der Gewinnung von Arzneikürbissamen werden jedoch nur diejenigen Kerne verwendet, die den höchsten Anteil an Wirkstoffen aufweisen.

ihr Gehalt an Inhaltsstoffen unterliegt natürlichen Schwankungen, die bei den Arzneikürbiskernen weitgehend ausgeglichen werden. Aber im Prinzip handelt es sich um ein und denselben wertvollen Rohstoff.

Ein in Medizinerkreisen gängiger Reim versucht dem weit verbreiteten Prostataproblem einen humoristischen Anstrich zu geben. Er lautet: »Oh Prostata, oh Prostata, was machst du nur für Faxen, wenn alles schrumpft beim ältren Mann, fängst du erst an zu wachsen«.

Prostatavergrößerung

Bei Männern sind Blasenfunktionsstörungen meist durch eine Vergrößerung der Prostata verursacht. Etwa ab dem 40. Lebensjahr kommt es fast bei jedem zweiten Mann, bedingt durch eine Veränderung im Hormonhaushalt, zu einer allmählichen Vergrößerung der Vorsteherdrüse, wie man die Prostata auch nennt. Bei Männern über 60 Jahren betrifft dies sogar 80 Prozent.

Die Prostata ist ein muskulös-drüsiges Organ, das in Gestalt und Größe einer Kastanie ähnelt. Sie ist Teil der männlichen Geschlechtsorgane und umschließt ringförmig die Harnröhre dort, wo diese aus der Blase austritt. Beim so genannten Prostataadenom ist das Gewebe im Inneren der Prostata stärker als gewöhnlich angewachsen. So eine gutartige Gewebewucherung oder Geschwulst kann die Harnröhre zusammendrücken und den Harnfluss behindern. Etwa bei der Hälfte aller Männer über 60 Jahre löst die vergrößerte Prostata dann Behinderungen und unangenehme Begleiterscheinungen bei der Harnentleerung (Miktion) aus.

Drei Krankheitsstadien

Je nachdem, wie groß die Beschwerden bei der Urinausscheidung sind, unterscheidet man drei Schweregrade einer gutartigen Prostatavergrößerung, die in der Fachsprache benigne Prostatahyperplasie (BPH) genannt wird.

▶ Im ersten Stadium (Reizstadium) kommt es zu gehäuftem, auch nächtlichem Wasserlassen. Der Beginn des Wasserlassens ist verzögert, der Harnstrahl ist abgeschwächt. Die Harnentleerung ist erschwert und langsamer als sonst.

▶ Im zweiten Stadium (Restharnstadium) nehmen die Beschwerden beim Wasserlassen und die Häufigkeit des Wasserlassens in kleinen Mengen tagsüber und nachts zu. Der Harndrang ist öfter zwingend. Man spricht dann vom Harnzwang oder Drang zur sofortigen Blasenentleerung. Der Harnstrahl ist oft schwach und unterbrochen. Es kommt zu verstärktem Nachträufeln und zu Restharnbildung, d. h., nach der Entleerung bleiben noch bis zu 100 Milliliter Restharn in der Blase zurück.

▶ Das dritte Stadium (Endstadium) beginnt mit ständigem, starkem Harndrang, ohne dass es zu Entleerungen käme. Die Restharnmenge wird immer größer. Schließlich tritt völlige Harnverhaltung ein. Eine Entleerung der Blase wird unmöglich. Durch einen Rückstau des Urins in die Nieren gelangen giftige Substanzen ins Blut. Es droht die Gefahr einer Vergiftung des Körpers mit Harnstoffen (Urämie). Eine Operation ist in diesem Stadium unvermeidlich. Mittlerweile gibt es verschiedene effektive Operationsmethoden, die technisch ständig weiterverbessert werden, um das Hindernis am Blasenausgang zu beseitigen, wenn das dritte Stadium einer Prostatavergrößerung eingetreten sein sollte.

Schonende Selbstbehandlung im Anfangsstadium

Welchen Verlauf ein Prostataadenom beim Einzelnen nehmen wird, ist oft nicht vorhersehbar. In manchen Fällen verharrt das Leiden im ersten oder zweiten Stadium; das Größenwachstum der Prostata kann sich in manchen Fällen sogar verringern oder ganz zum Stillstand kommen.

Vor allem im ersten und beginnenden zweiten Stadium haben Betroffene gute Erfahrungen mit einer schonenden Selbstbehandlung auf der Basis von Arzneikürbissamen und dem Genuss von Kürbiskernöl gemacht.

Durch die in Kürbiskernen enthaltenen Wirkstoffe kann nach dem neuesten Stand der Forschung ein übermäßiges Prostatawachstum gebremst werden. Außerdem werden die Blasenfunktion gestärkt und der Harndrang vermindert. Die Beschwerden beim Wasserlassen las-

Zur Behandlung von gutartigen Prostatavergrößerungen im ersten und zweiten Stadium sind neben den Extrakten aus Kürbiskernen auch Auszüge aus Sägemehlfrüchten und Brennnesselwurzeln vom Bundesgesundheitsamt in Berlin als Heilmittel anerkannt.

sen nach, die Blase muss weniger häufig entleert werden, und die Harnstrahlkraft kann man verbessern. Nachträufeln sowie verzögerter Miktionsbeginn lassen nach und in der Blase bleibt bei regelmäßiger Einnahme weniger Restharn zurück; damit verbundene Begleiterscheinungen gehen zurück. »Kürbiskerne sind eine Naturarznei. Sie beugen nicht nur vor, sondern können auch heilen«, weiß der Pharmakologe Heinz Schilcher.

Erwiesenermaßen konnte durch rechtzeitige vorbeugende Maßnahmen mit den heilwirksamen Kürbiskernen die Zahl der Operationen deutlich reduziert werden. Nach einer statistischen Auswertung von 2500 Fällen mussten nach einer Behandlung mit Kürbisprodukten nur 20 Prozent der Männer mit benignem Prostataadenom tatsächlich operiert werden.

> Kürbiskerne wirken kräftigend auf die Muskulatur der Blase, beruhigend bei Reizzuständen der Blase und vorbeugend bei Prostatabeschwerden. Für diese Wirkung sind neben dem Vitamin E vor allem die Spurenelemente Selen und Zink verantwortlich.

Prostataleiden – nicht immer harmlos

Ein Fortschreiten der Krankheit sollte aber in jedem Fall sorgfältig beobachtet werden. Aus diesem Grund sollte bei einem Prostataleiden in jedem Fall ein Arzt hinzugezogen werden. Denn nur ein Arzt kann beispielsweise ausschließen, dass es sich um eine bösartige Vergrößerung der Prostata handelt. Aber auch im Fall einer derartigen Vergrößerung kann bei Früherkennung heute vielfach erfolgreich behandelt und geheilt werden.

Die jährliche Vorsorgeuntersuchung auf Prostatakrebs bei Männern ab dem 45. Lebensjahr sollte aus diesen Gründen unbedingt wahrgenommen werden.

Tips bei Prostatabeschwerden

Prostatabeschwerden können sich durch äußere Einflüsse verstärken.

Vermeiden Sie deshalb

▶ Unterkühlung

▶ Kalte Füße

▶ Feuchte Badekleidung am Körper

▶ Den Genuss kalter Getränke in größeren Mengen

Pflanzenheilmittel sind auch nicht geeignet zur Behandlung einer akuten bzw. chronischen Prostataentzündung (Prostatitis) oder einer Entzündung der vorderen Harnröhre, hervorgerufen durch Mikroorganismen. Hier wird der Arzt gegebenenfalls ein Breitbandantibiotikum einsetzen müssen.

Prostatakur mit Kürbiskernen

Wer Prostata- oder Blasenproblemen vorbeugen oder diese behandeln möchte, sollte so oft wie möglich mit Kürbiskernöl würzen. Grüne Salate, kalte Fleischspeisen oder Saucen bekommen dadurch nicht nur einen außerordentlich feinen Geschmack, sondern werden zum regelrechten Gesundheitselixier.

Auch das Knabbern von Kürbiskernen, wie es beispielsweise im Balkan seit jeher üblich ist, hilft den Körper mit jenen Stoffen zu versorgen, die sowohl bösartigen als auch gutartigen Prostatavergrößerungen und Blasenfunktionsstörungen entgegenwirken. Die grünen Kürbisknabberkerne sind übrigens eine echte Alternative zum Salzgebäck beim abendlichen Fernsehen. Isst man die Kerne als Ganzes, ist besonders darauf zu achten, sie gut zu zerkauen.

Zur Vorbeugung und Behandlung

▶ Es sollen täglich insgesamt 1 bis 2 Esslöffel (5 bis 15 Gramm) Kürbiskerne, verteilt auf 2 Portionen (je 1 morgens und abends), eingenommen werden. Die Kerne werden grob zerkleinert und mit etwas Flüssigkeit, 1 geriebenen Apfel, Apfelmus, etwas Joghurt, Kefir oder Müsli verrührt. Das macht die Arznei schmackhafter und durch die Kombination mit weiteren Biostoffen noch wirkungsvoller.

▶ Keinesfalls sollte die Dosis zu gering sein. Weniger als 1 Esslöffel pro Tag hilft kaum, wenn schon Beschwerden eingetreten sind. Allgemein gilt bei der Dosierung: lieber zu viel als zu wenig.

▶ Um die gewünschte Wirkung zu erzielen, ist erfahrungsgemäß eine Anwendung über Wochen und Monate erforderlich. Die Behandlung kann auch über Jahre fortgesetzt werden, ohne dass Schäden oder Unverträglichkeiten zu befürchten sind.

Statt Kindern Schokolade, gesalzene Nüsse, Gummibärchen und dergleichen nicht nur für die Zähne schädliches Naschwerk anzubieten, sollten Sie Ihre Kleinen schon früh auf den Geschmack von gesunden Kürbiskernen bringen.

Prostatakur mit Granulat

▶ Man mischt 1 bis 2 Teelöffel des Granulats (aus Apotheke, Reformhaus etc.) in ein Müsli, verrührt es mit Apfelmus, Quark, Milch oder was immer einem dazu schmeckt. Diese Mischung sollte man immer frisch zubereiten und 2- bis 3-mal täglich zu sich nehmen. Das Granulat dabei gut zerkauen! Es ist sinnvoll, diese Kur über einen Zeitraum von einigen Wochen, besser noch Monaten durchzuführen.

▶ Sogar frisch an der Prostata Operierte können dies bedenkenlos einnehmen, sobald sie wieder essen dürfen, damit sich die Spannung der Blasenmuskulatur rasch wieder bessert.

Prostatakur mit Kürbiskernkapseln

▶ Kürbiskernkapseln, die man rezeptfrei in Apotheken, Reformhäusern und Drogerien erhält, enthalten pro Kapsel 400 Milligramm Kürbissamen und 340 Milligramm wertvolles Kürbissamenöl. Davon sollen täglich etwa 3 bis 5 Kapseln mit etwas Flüssigkeit, am besten vor den Mahlzeiten, eingenommen werden. Kurmäßig: jeweils 6 bis 9 Wochen lang, und zwar 2- bis 3-mal im Jahr.

Eine Kur mit Kürbiskernkapseln als schonende Naturtherapie wird bei allen Formen der Blasenschwäche (also neben Prostataadenom auch Reizblase und Harninkontinenz) traditionell angewendet.

Harnblase des Mannes von vorn, geöffnet:
1, 10 Harnleiter
2 Blasenmuskulatur
3 Blasendreieck
4 Mündung der Ausführungsgänge der Prostata
5 Harnröhre
6 Mündung der Samenausspritzungsgänge
7 Prostata (Vorsteherdrüse)
8 Mündung der Harnleiter
9 Blasenschleimhaut
11 Mittleres Nabelband

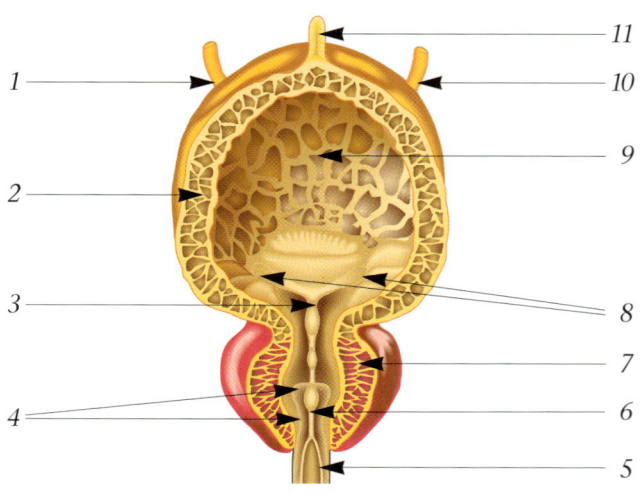

Gesund durch Kürbiskerne – eine Studie

Etwa zehn Prozent der Patienten, die einen praktischen Arzt aufsuchen, haben Probleme mit der Harnentleerung (Miktionsstörungen). Um die zum Teil äußerst unangenehmen Beschwerden zu lindern, verschrieben viele Ärzte schon lange Naturarzneimittel auf der Basis von Kürbissamen. Doch deren Wirksamkeit war noch umstritten. Handelte es sich doch um Heilmittel aus der Volksmedizin, zu denen bislang keine Untersuchungen und damit auch keine statistisch gesicherten und jederzeit wiederholbaren Ergebnisse vorlagen. Eine Gruppe von Wiener Ärzten nahm dies im Jahre 1979 zum Anlass für eine eingehende Praxisstudie. Untersucht werden sollte, ob durch die Einnahme eines Kürbissamengranulats eine Besserung des Prostataadenoms (erstes Stadium) herbeigeführt werden konnte.

Im Vorfeld

Da sich alle Mitglieder der Ärztegruppe den naturwissenschaftlichen Arbeitsmethoden (Max Planck: »Wirklich ist, was messbar ist.«) verpflichtet sahen, gab es im Vorfeld der Untersuchung »große Einwände und auch Unbehagen« dagegen, ein Heilmittel aus der bloßen Erfahrungsheilkunde einer objektiven Prüfung zu unterziehen.

Das Vorgehen

Der Versuch dauerte acht Wochen. Beteiligt waren 101 Personen, von denen etwa die Hälfte Beschwerden aufgrund einer Prostatavergrößerung hatten. Während des Versuchszeitraumes nahmen sie dreimal täglich einen Esslöffel eines Kürbiskerngranulats ein, das aus schonend zerkleinerten weichschaligen Samen des Cucurbita pepo styriaca (Steirischen Ölkürbis) bestand. Zu Granulat werden ausschließlich keimreduzierte, mikrobiologisch einwandfreie und voll ausgereifte Kürbissamen verarbeitet. Der Reifegrad ist für die Wirksamkeit der Kerne von großer Bedeutung und wird über den Protochlorophyll- und Vitamin-E-Gehalt ständig überwacht.

Auch wenn viele Naturarzneimittel in der Volksmedizin eine lange Tradition aufweisen, tun sich viele Schulmediziner schwer damit, solche Hausmittel anzuerkennen und ihren Patienten zu verordnen. Erst wenn wissenschaftliche Untersuchungen objektiv die Heilwirkung nachweisen, werden solche Mittel als rezeptwürdig anerkannt.

Das Testergebnis

▶ Bei allen Testpersonen, die von einer Prostatahyperplasie betroffen waren, konnte eine objektive Verbesserung des Leidens festgestellt werden. Dies wurde durch einen Miktionsindex gemessen (das ist die Tagesharnmenge in Millilitern geteilt durch die Anzahl der Entleerungen pro Tag).

▶ Subjektiv als unangenehm empfundene Störungen bei der Harnentleerung wurden weitgehend herabgesetzt oder gar beseitigt.

▶ In 20 Prozent der Fälle wurde sogar ein Zurückgehen der Vergrößerung der Prostata festgestellt.

Die Praxisstudie zur Wirkung von Kürbissamen brachte der beteiligten Ärztegruppe einmal mehr die Erkenntnis, »dass auch ein Naturheilmittel durchaus den kritischen Anforderungen moderner Medizin gerecht werden kann«.

Ein voller Erfolg

Die Ärztegruppe kam daher zu dem Schluss, »dass die günstige Wirkung des Kürbiskerns unsere Erwartungen bei weitem übertroffen hat. Das Prostataadenom hat sich als echtes Indikationsgebiet für Kürbiskerne oder ein Granulat aus solchen herausgestellt.« Sie verwies außerdem auf vergleichbar gute Therapieerfolge, die mit Kapseln, die Kürbiskernöl enthalten, zu erzielen seien.

Die Erfahrungen, die die Volksmedizin mit dem Ölkürbis gemacht hatte, sah die Arbeitsgruppe durch die Studie als voll bestätigt an.

Wirkungsspektrum

Sowohl der Verzehr von Kürbiskernen als auch der Frucht hat eine gesundheitsfördernde Wirkung:

▶ Er kräftigt die Blasenmuskulatur.

▶ Er wirkt harntreibend, krampflösend, entzündungshemmend.

▶ Er erhält die normale Blasenfunktion.

▶ Er beugt Funktionsstörungen von Blase und Prostata vor (Beschwerden beim Wasserlassen).

▶ Er kann Prostatavergrößerungen vorbeugen und im Anfangsstadium einer Vergrößerung heilend einwirken.

Es gibt mittlerweile eine ganze Reihe vergleichbarer Studien, die die Wirksamkeit von Präparaten aus Kürbiskernen und Kürbiskernöl bei Prostatabeschwerden und Reizblase eindeutig belegen.

Reizblase – ein typisches Frauenleiden

Viele Frauen in den Wechseljahren und ganz allgemein ab dem 40. Lebensjahr haben unter den Folgen einer Reizblase zu leiden. Es handelt sich dabei um eine typische Frauenkrankheit, auch wenn gelegentlich Männer oder Kinder davon betroffen sind.

Die Symptome sind ein vermehrter, manchmal auch zwingender Harndrang, wobei die entleerte Harnmenge jeweils nur gering ist. Das Wasserlassen ist oft mit ziehenden Schmerzen im Unterleib oder Brennen verbunden. Im fortgeschrittenen Stadium, wenn der Harn überhaupt nicht mehr richtig gehalten werden kann, spricht man von einer Harninkontinenz, die aber auch andere Ursachen als eine Reizblase haben kann. Wenn Beschwerden beim Harnlassen auftreten, wird man zunächst einen Arzt aufsuchen, um zu klären, ob nicht organische Ursachen bzw. bakterielle Infektionen vorliegen. Diese sind bei der Reizblase in der Regel nicht gegeben.

Umstellung der Hormone

Meist handelt es sich um eine Störung nervösen oder psychogenen Ursprungs, wahrscheinlich bedingt durch die Umstellung der Hormone im mittleren Lebensalter. Hinzu kommt, dass – ähnlich wie beim Prostataadenom – das Zusammenspiel zwischen der harnaustreibenden Blasenmuskulatur und dem Schließmuskel am Blasenausgang nicht mehr einwandfrei funktioniert. Ein gestörter Informationsaustausch zwischen Gehirn und Blase kann dies bedingen. Obwohl das Gehirn keinen Befehl dazu erteilt, zieht sich die fast leere Blase auf einmal zusammen und presst Urin in die Harnröhre. Das Bedürfnis »zu müssen« kommt dann ganz plötzlich und ist sehr dringend. Häufig reagiert die Blase in dieser Weise bei Aufregung, unter Zeitdruck, in

Eine Reizblase, bei der weder organische Ursachen noch irgendwelche Erreger nachgewiesen werden können, ist normalerweise eine Folge psychovegetativer Störungen. Um die Beschwerden zu lindern, sollte neben der regelmäßigen Einnahme von Kürbiskernpräparaten die tägliche Trinkmenge möglichst auf über zwei Liter pro Tag gesteigert werden.

Stresssituationen und auch bei hormoneller Umstellung nach einer Schwangerschaft. Oder: wenn man leicht unterkühlt ist; bisweilen auch, wenn man lange gesessen ist.

Kürbisprodukte helfen

Kürbiskernöl oder medizinische Kürbiskernpräparate können das Frauenleiden heilen oder zumindest die Beschwerden deutlich lindern. Einige der Inhaltsstoffe in Kürbiskernen bewirken eine Kräftigung (Tonussteigerung) der Blasenmuskulatur und des Bindegewebes sowie eine Entspannung des Blasenschließmuskels. Die normale Blasenfunktion wird durch diese Anwendung unterstützt und aufrechterhalten, Reizzuständen und Funktionsstörungen der Blase wird vorgebeugt.

Neben Kürbiskernkapseln haben sich bei Reizblase noch andere pflanzliche Mittel bewährt: Die bei uns an Bahngleisen blühende Goldrute, Bärentraubenblätter und Petersilienfrüchte helfen, eine gereizte Harnblase zu beruhigen und zu entkrampfen.

Kapseln mit Kernöl

Speziell für die Reizblase wurden Fertigarzneimittel in Kapselform (z. B. Cysto Fink) entwickelt, die rezeptfrei in Apotheken angeboten werden. Die Kapseln enthalten Kürbiskernöl, kombiniert mit Pflanzenextrakten (z. B. Hopfen, Kava-Kava), die sich ausgleichend auf das vegetative Nervensystem auswirken.

Über die Wirksamkeit der Kürbiskernkapseln gibt es mehrere aussagefähige Ergebnisse, u. a. die einer Studie, an der 53 Patienten beteiligt waren, die unter Reizblase bzw. Harninkontinenz litten. Sie nahmen dreimal täglich ein bis zwei Kapseln ein. Nach einer Behandlungsdauer zwischen drei Tagen und sechs Monaten ergab sich folgendes Ergebnis:

50 Prozent der Patienten waren beschwerdefrei, 40 Prozent waren fast beschwerdefrei, und 10 Prozent konnten zumindest eine leichte Besserung feststellen. Das Präparat wurde ausgezeichnet vertragen und zeigte keinerlei Nebenwirkungen.

Fazit nach Dr. Salamon: »Das Präparat stellt bei der Reizblase eine echte Therapiemöglichkeit dieser sonst so problematischen Krankheitsform dar.«

Granulatkur bei Reizblase

▶ Man mischt 1 bis 2 Teelöffel des Granulats in ein Müsli, verrührt es mit Apfelmus, Quark oder Milch. Dies isst man 2- bis 3-mal täglich. Es ist erforderlich, dies einige Wochen, besser Monate lang zu tun.

Kürbiskernkur bei Reizblase

▶ Es sollen täglich insgesamt 1 bis 2 Esslöffel (5 bis 15 Gramm) Kürbiskerne, verteilt auf 2 Portionen (je 1 morgens und abends), eingenommen werden. Die Kerne werden grob zerkleinert und mit etwas Flüssigkeit, Apfelmus, 1 geriebenen Apfel, etwas Joghurt, Kefir oder Müsli verrührt. Die Kerne sollen gut gekaut werden.
▶ Weniger als 1 Esslöffel am Tag sollte es nicht sein, um die gewünschte Wirkung zu erzielen. Erfahrungsgemäß ist eine Anwendung über Wochen und Monate erforderlich.

Umstellung in der Küche

Sobald jemand Blasenprobleme hat, ist es ratsam, in der Küche so weit wie möglich auf Kürbiskernöl umzustellen. Grüne Salate, kalte Fleischspeisen, Saucen oder Risottos bekommen dadurch nicht nur einen phantastischen Geschmack, sondern werden zu regelrechten Gesundheitsbomben. Rezeptvorschläge finden Sie im letzten Kapitel des Buches. Die Kürbiskerne sind ähnlich wie Pistazien, Mandeln oder Sonnenblumenkerne vielseitig verwendbar. Man kaut sie abends vor dem Fernseher, statt Chips oder Schokolade. Das schmeckt wirklich gut und ist außerdem gesund.

Man kann seine Tagesration an Kürbiskernen oder Granulat in anderen Speisen verstecken, beispielsweise in dicken Suppen, Eintöpfen, Gemüsen, Reisgerichten, Eierspeisen, kalten Saucen, Salaten, Aufläufen oder Desserts. So schmecken z. B. Kürbiskerne, mit Erdbeermus vermischt, besonders delikat.

Ein schonendes Bandwurmmittel

Aus dem Vorderen Orient stammt die Gepflogenheit, Kürbiskerne als Heilmittel gegen Bandwürmer sowie gegen andere Eingeweidewürmer einzusetzen. Auch nach den Aussagen des Phytotherapeuten

Rudolf F. Weiß sind Kürbiskerne bzw. Kernöl ein »absolut harmloses Bandwurmmittel«, das jedoch »überraschend günstig« wirkt. Die größten Vorteile dieses natürlichen Heilmittels sind seine gute Verträglichkeit und die Tatsache, dass keinerlei Nebenwirkungen zu befürchten sind, wenn eine, wie für die Kur nötig, größere Menge eingenommen werden muss.

Der für etwa ein bis zwei Wochen täglich gegessene Kürbiskernbrei (siehe Seite 43) soll den Bandwurm bewegungsunfähig machen und bewirken, dass sich der Kopf des Bandwurms von der Darmwand ablöst. Was im Einzelnen dabei vor sich geht, weiß man noch nicht so genau. Auf jeden Fall muss man abschließend ein natürliches Abführmittel einnehmen, wodurch der Bandwurm dann (hoffentlich vollständig) aus dem Körper ausgeschieden wird.

Hilfreich in der Genesungsphase

Eine Wurmkur mit Kürbiskernen oder Kernöl ist wegen ihrer Unschädlichkeit vor allem für jene Menschen geeignet, die nach einer Krankheit in der Genesungsphase oder ganz allgemein bei geschwächter Gesundheit sind. Ihre Wirkung vollzieht sich schonend,

Kürbiskernöl kennt in der Volksheilkunde vielerlei Anwendung: Bei Husten empfiehlt es sich z. B., das Öl mit etwas Zucker zu karamellisieren und mehrmals täglich einzunehmen. Und bei Verstopfung soll die Einnahme von ein bis zwei Teelöffeln Kürbiskernöl Wunder wirken.

Frei von Nebenwirkungen und dennoch hochwirksam ist eine Wurmkur mit Kürbiskernen. Morgens ist der Brei aus Kürbiskernen, Joghurt, Milch, geriebenem Apfel und Honig auch ein idealer Ersatz fürs Frühstücksmüsli.

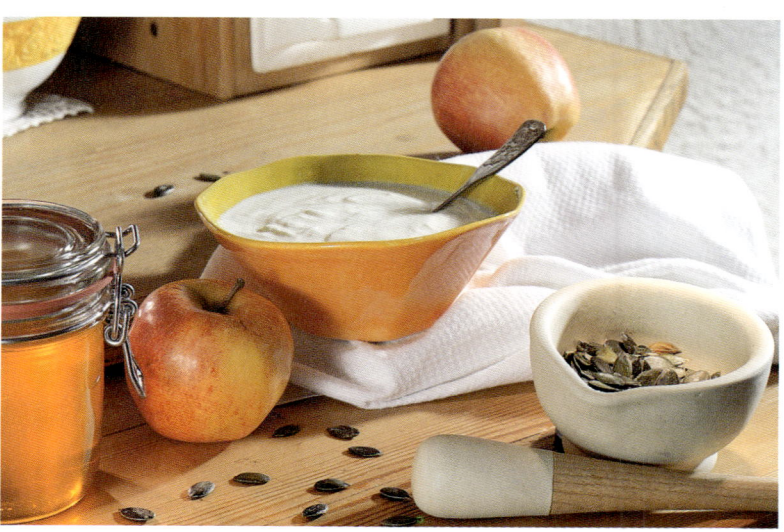

aber dennoch effektiv. Die anthelminthische (wurmwidrige) Wirkung der Kürbiskerne beruht aller Wahrscheinlichkeit nach auf dem Inhaltsstoff Cucurbitin, einer Aminosäure, die im Kernöl bzw. in den Kernen zu finden ist.

Intensivkur mit Kürbiskernen

▶ Man zerkleinert 1 kleine Hand voll (20 bis 40 Gramm) Kürbiskerne im Mixer oder in einem Mörser (auch Kaffee- oder Getreidemühlen sind geeignet), verrührt sie mit etwas Quark, Joghurt oder Milch und gibt ein wenig geriebenen Apfel, Preiselbeeren, nach Geschmack auch etwas Honig hinzu.

▶ Diesen dicken Kürbiskernbrei isst man morgens auf nüchternen Magen – etwa 8 bis 14 Tage lang.

▶ Als Abschluss der Kur nimmt man dann als bewährtes Abführmittel 2 bis 3 Teelöffel Rizinusöl in 1 Tasse schwarzen Kaffee ein (oder 1 bis 2 Teelöffel Glauber- oder Bittersalz auf 1/2 Liter Wasser).

▶ Bei der bald folgenden Entleerung sollte der Bandwurm den Darm verlassen haben.

▶ Ist der Bandwurm nicht abgegangen, sollte die Kur nach einigen Wochen wiederholt werden.

Schnellkur mit Kürbiskernen

▶ Für die Schnellkur empfiehlt Rudolf F. Weiß in seinem »Lehrbuch der Phytotherapie«, 200 bis 400 Gramm (geschälte oder weichschalige) Kürbiskerne zu zerkleinern und in der oben beschriebenen Weise zu verfeinern.

▶ Man isst diesen Kürbisbrei dann morgens auf nüchternen Magen in 2 Portionen.

▶ Nach etwa 2 bis 3 Stunden trinkt man 1 Tasse schwarzen Kaffee mit 2 bis 3 Teelöffeln Rizinusöl und wartet, bis die abführende Wirkung des Öls eintritt.

▶ Die Kur sollte bei guter Verträglichkeit eventuell am darauf folgenden Tag wiederholt werden.

Die Kur kann auch mit Kürbiskernöl ausgeführt werden: Man nimmt 8 bis 14 Tage lang insgesamt etwa 30 Milliliter des Kürbiskernöls ein. Dazu sollte täglich eine kleine Menge auf nüchternen Magen geschluckt werden. Abschließend wie beschrieben wieder ein Abführmittel einnehmen.

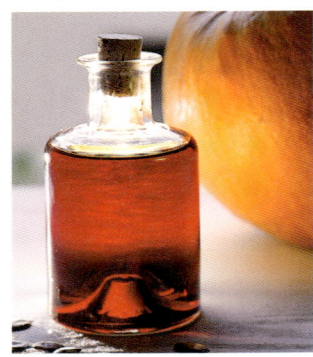

Kürbiskernöl – geballte Nährstoffe aus der Ölflasche.

Wertvolle Inhaltsstoffe im Kürbiskernöl

Sieht man sich die Liste der Inhaltsstoffe eines Kürbiskerns genauer an, erscheint der Begriff »Kernkraft« einmal ausschließlich in positivem Licht. Denn in den kleinen Grünlingen steckt eine Fülle von Nährstoffen, die für den menschlichen Organismus unentbehrlich sind, ihn kräftigen sowie mit Energie versorgen, und zudem eine ganze Reihe von gesund machenden bzw. gesund erhaltenden Zusatzstoffen.

Was in den Kernen steckt

Ob Kürbiskerne, Leinsamen, Sonnenblumenkerne oder Sesamkörner – alle haben eins gemeinsam: Sie sind besonders reich an lebensnotwendigen Nähr- und Wirkstoffen. Deshalb ist es nicht verwunderlich, dass Ölsaaten eine mehrere tausend Jahre alte Tradition haben und bereits bei den Urvölkern der Ägypter, der Chinesen sowie der Indianer Nord- und Südamerikas auf dem Speisezettel standen.

Im Einzelnen schwanken die in Wissenschaft und Literatur angegebenen Werte in Prozent- oder Milligrammbeträgen allerdings beträchtlich. Zum einen sind Kürbiskerne Naturprodukte und als solche nicht immer gleich in ihrer Zusammensetzung. Unterschiedliche Witterungseinflüsse, Anbaumethoden oder Bodenverhältnisse schlagen sich unmittelbar in den einzelnen Untersuchungsergebnissen nieder. Zum Zweiten herrscht manchmal Unklarheit darüber, welche Art von Kürbiskernen (z. B. mit oder ohne Schale) eigentlich untersucht wurde. Und drittens sind die Analysemethoden zum Teil äußerst aufwändig und kompliziert, was die Sache naturgemäß nicht gerade einfacher macht.

Man sollte auch nicht vergessen, dass fast alle Naturprodukte über Inhaltsstoffe verfügen, die sich der gegenwärtigen Forschung noch weitgehend entziehen, vor allem was ihre Wechselwirkungen im menschlichen Stoffwechselgeschehen anbelangt. Da darf man die Wissenschaft nicht überschätzen. Und manche positiven Eigenschaften eines Naturheilmittels wie auch der Kürbiskerne bzw. des Kernöls mögen letztlich gerade auf solchen, noch unerforschten Inhaltsstoffen beruhen. In dieser Beziehung ist man dann auf überlieferte Erfahrungen angewiesen, die im Fall der Kürbiskerne, der kleinen »Kernkraftwerke«, bekanntlich außerordentlich positiv sind.

Das Öl – die Essenz aus den Kernen

Die meisten Inhaltsstoffe der Kerne gehen anschließend aufgrund der traditionell schonenden Herstellungsweise auch in das Kernöl über. Das betrifft einen Großteil der Vitamine, Mineralien, Spurenelemente, Phytosterine, Aminosäuren etc. Manche dieser Stoffe wie die Delta-7-Sterole sind mengenmäßig im Öl sogar doppelt so stark vertreten, da das Öl ja die Essenz aus den Kernen darstellt. Auch der Fettgehalt des Öls ist naturgemäß wesentlich höher als der der Kerne. Der Gesamtfettanteil im Öl liegt über 90 Prozent. Dafür ist der Kohlenhydrat-, Eiweiß- und Rohfaseranteil im Öl verschwindend gering, da diese Stoffe größtenteils im Presskuchen zurückbleiben.

Fettchemie

Schon im Jahr 1820 hat der Franzose Michel Eugene Chevreuldie die chemische Zusammensetzung von Fetten erforscht. Er fand heraus, dass Fette eine Verbindung von Glyzerin und Fettsäuren darstellen. Die Fettsäuren wiederum bestehen aus Kohlenstoffatomketten (die chemische Kurzbezeichnung von Kohlenstoff ist C), an die sich Wasserstoffatome angelagert haben. Sind die Kohlenstoffatome durch Einzelbindungen miteinander verknüpft (C–C), werden keine zusätzlichen Wasserstoffatome von der Kette aufgenommen. Sind die Kohlenstoffatome jedoch an einer oder mehreren Stellen mit einer Doppelbindung versehen (C=C), können noch weitere Wasserstoffatome angebunden werden, weil an diesen Stellen, vereinfacht gesagt, mehr Bindungskraft vorhanden ist, als genutzt wird. In solchen Fällen spricht man dann von einfach oder mehrfach ungesättigten Fettsäuren, je nachdem, wie viele Andockstellen für Wasserstoffatome noch vorhanden sind. Im Organismus kommt es an diesen Stellen zu Anbindungen von Eiweißstoffen, was Lipoproteide entstehen lässt, die

Fette sind die energiereichsten Nährstoffe, die dem Körper zur Verfügung stehen. Fette sind wichtig bei der Versorgung der Zellen mit fettlöslichen Vitaminen. Bei den Speisefetten unterscheidet der Verbraucher tierische Fette wie Butter und Schmalz sowie pflanzliche Fette und Öle.

für ein optimales Stoffwechselgeschehen von ausschlaggebender Bedeutung sind. 100 Milliliter Kürbiskernöl enthalten etwa 810 Kilokalorien.

Lebenswichtige Linolsäure

Die für den Menschen wichtigste ungesättigte Fettsäure ist die Linolsäure. Sie verfügt über 18 Kohlenstoffatome mit zwei Doppelbindungen, am sechsten und neunten Kohlenstoffatom. Linolsäure spielt eine zentrale Rolle bei der Bildung von hormonähnlichen Substanzen, die u.a. das Zellwachstum beeinflussen. Sie ist wie alle ungesättigten Fettsäuren sehr oxidationsempfindlich, weshalb linolsäurehaltige Öle am besten in dunklen Flaschen (Lichtschutz), gut verschlossen (luftdicht) und kühl gelagert (Hitzeschutz) werden müssen.

Die Linolsäure ist als mehrfach ungesättigte Fettsäure deshalb so wichtig für den menschlichen Organismus, weil der Körper sie nicht selbst herstellen kann, aber dennoch für viele verschiedene Stoffwechselvorgänge benötigt.

Wichtige Inhaltsstoffe der Ölkürbiskerne

▶ 35 bis 55 Prozent Öl: davon einfach ungesättigte Ölsäure (20 bis 30 Prozent) und mehrfach ungesättigte Linolsäure (45 bis 65 Prozent), Stearin- (5 Prozent) und Palmitinsäure (10 bis 15 Prozent)

▶ 30 bis 40 Prozent Eiweiß (Protein)

▶ 4 bis 8 Prozent Kohlenhydrate

▶ 2 bis 4 Prozent Rohfaser

▶ 4 bis 5 Prozent Mineralstoffe und Spurenelemente: Kalium, Kalzium, Phosphor, Magnesium, Eisen, Kupfer, Mangan, Zink und Selen

▶ 30 Milligramm Vitamin E (β- und γ-Tokopherole) pro 100 Gramm Kerne, zudem Vitamin A (Karotene wie z. B. Lutein, Cryptoxanthin und β-Karotin), Vitamine B1, B2, B6, C, D

▶ Phytosterine wie beispielsweise Delta-7-Sterole

▶ Seltene Aminosäuren wie Zitrullin und Cucurbitin

▶ Squalen

▶ Natürliche Farbstoffe wie Chlorophyll und Protochlorophyll

▶ 100 Gramm Kerne haben 550 bis 610 Kilokalorien

Vom Wert der ungesättigten Fettsäuren im Kürbiskern

Von allen Bestandteilen, die in einem Ölkürbiskern vorkommen, hat Linolsäure mengenmäßig die größte Bedeutung. Bis zu 65 Prozent, also fast zwei Drittel des Öls, das der Kern enthält, bestehen daraus. Die Linolsäure gehört wie alle ungesättigten Fettsäuren zu den essenziellen Fettsäuren.

Sie können vom menschlichen Organismus nicht selbst hergestellt werden, sondern müssen, da sie unverzichtbar sind, mit der Nahrung aufgenommen werden. Nach ihrer Verstoffwechselung werden sie in abgewandelter Form in die Zellmembranen des Körpers eingebaut. Somit haben sie wesentlichen Einfluss auf die Immunreaktionen der Zellen, auf Austauschprozesse zwischen Zellen und Gewebeflüssigkeit oder enzymatische Prozesse. Die Linolsäure reagiert auch mit den schwefelhaltigen Aminosäuren im Organismus, was für die Zellatmung wichtig ist. Möglicherweise spielt sie eine Rolle bei der Krebsvorbeugung, denn Tumorbildungen gehen immer mit einer gestörten Zellatmung einher.

Mangel an essenziellen Fettsäuren

Bereits 1929 wurde in Tierversuchen nachgewiesen, dass ein Mangel an essenziellen Fettsäuren Wachstumsstörungen, Muskelschwäche, Beeinträchtigungen der Fruchtbarkeit und Hauterkrankungen zur Folge hat. Auch Nieren und Leber, genauer gesagt die Lebermitochondrien, die Energiezentralen der Leberzellen, werden davon in Mitleidenschaft gezogen.

Seit den siebziger Jahren sind ähnliche Defekte auch für Menschen erwiesen. Bei einer Unterversorgung mit essenziellen Fettsäuren heilen Wunden schlechter, Haut- und Infektionskrankheiten stellen sich ein, das Blutbild verändert sich krankhaft, und bei Säuglingen wurden Wachstumsstörungen beobachtet. Nicht umsonst hat die Natur Muttermilch mit einem Linolsäuregehalt von ca. zehn Prozent ausgestattet. Ernährungs- und Lebensgewohnheiten der heutigen Zeit begünstigen einen Mangel an essenziellen Fettsäuren.

Nach Empfehlungen der Deutschen Gesellschaft für Ernährung sollten Erwachsene etwa zehn Gramm Linolsäure pro Tag aufnehmen (stillende Mütter zwölf Gramm pro Tag); Kinder je nach Alter vier bis neun Gramm pro Tag.

Regelmäßige Bewegung verbrennt Körperfett, bringt den Kreislauf in Schwung und belebt Körper, Geist und Seele gleichermaßen.

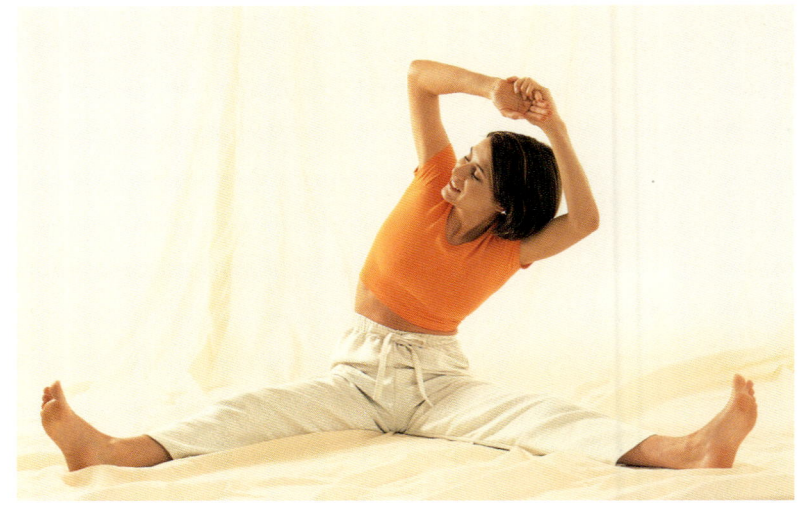

Mehrfach und einfach ungesättigte Fettsäuren sind in Pflanzenölen enthalten, die bei 20 °C flüssig sind. Sie haben einen positiven Einfluss auf die Senkung des Blutfettspiegels. Wird flüssiges Pflanzenfett zu fester Konsistenz verarbeitet, verliert es den größten Teil der ungesättigten Fettsäuren und damit auch seine Wirkung auf den Fettspiegel des Blutes.

Fett ist nicht gleich Fett

Mit dem Verzehr von Fett, auch in Form von Öl, ist es so eine Sache. Auf der einen Seite ist Fett ein lebenswichtiges Nahrungsmittel. Ohne Fett könnten wir gar nicht existieren. Fett ist ein wichtiger Energielieferant, und ohne Fett könnten wir beispielsweise die Vitamine A, D, E und K nicht resorbieren, was die schlimmsten Folgen hätte. Deshalb, so empfiehlt die Ernährungswissenschaft, sollten 20 bis 30 Prozent der täglichen Kalorienmenge, die wir aufnehmen, aus Fett bestehen. Oder, anders gesagt, pro Kilogramm Körpergewicht sollte man täglich ein Gramm Fett essen (bei 70 Kilogramm also 70 Gramm Fett). Im Übrigen besteht jeder gesunde, schlanke Mensch zu 15 bis 20 Prozent aus Fett (Organfett und Depotfett). Auf der anderen Seite macht die Aufnahme von zu viel Fett dick und ab einem gewissen Grad auch krank. Doch Fett ist nicht gleich Fett. Was Wohlstandskrankheiten wie Übergewicht, erhöhte Cholesterinwerte, Arteriosklerose, Herzinfarkt, Darm-, Leber- und Gallenblasenbeschwerden in vielen Fällen auslöst, ist, neben anderen Risikofaktoren, die Aufnahme von zu viel tierischen Fetten. Diese setzen sich hauptsächlich aus gesättigten Fettsäuren zusammen. In Indien beispielsweise, wo tierische Fette nur selten auf den Teller kommen, sind arteriosklerotische Beschwerden und Herzinfarktfälle so gut wie unbekannt. Auch erhöhte Cholesterinwerte gibt es dort kaum, da das mit der Nahrung zugeführte Cholesterin ausschließlich aus pflanzlicher Kost stammt.

Ungesättigte Fettsäuren

Somit lautet die Empfehlung der Ernährungswissenschaft, dass mindestens die Hälfte, wenn nicht zwei Drittel, des täglichen Fettkonsums aus pflanzlichen Ölen mit reichlich ungesättigten Fettsäuren bestehen sollte, wobei das Kürbiskernöl aufgrund seines sehr hohen Linolsäuregehalts hier mit an erster Stelle zu nennen ist. Es kann von den Verdauungssäften leichter als tierisches Fett aufgeschlüsselt werden, ist für Vitamin- und Hormonbildung unentbehrlich, aktiviert den Leberstoffwechsel, wirkt cholesterinsenkend, stärkt die Immunkräfte, hat sich bei Leber- und Gallenblasenleiden bewährt und beugt insgesamt gesehen allen Problemen vor, die eben von einem Übermaß an tierischen Fetten herrühren können.

Reichlich gesunde, ungesättigte Fettsäuren enthalten auch Sonnenblumen-, Soja-, Distel-, Traubenkern-, Mohn-, Lein- und Maiskeimöl. Allerdings ist bei diesen Ölen unbedingt darauf zu achten, dass es sich um kaltgepresste Öle aus erster Pressung handelt, um so genannte jungfräuliche Öle (Italienisch: vergine). Auch Olivenöl, das diese Kriterien erfüllt, ist zu empfehlen, obgleich es einen wesentlich niedrigeren Gehalt an mehrfach ungesättigten Fettsäuren aufweist als das steirische Kürbiskernöl. Dafür enthält es aber wenigstens reichlich einfach ungesättigte Fettsäuren.

> Gesättigte Fettsäuren stammen von tierischen Fetten und sind bei 20 °C von fester Konsistenz. Im Gegensatz zu den ungesättigten Fettsäuren bewirken sie einen Anstieg des Blutfettspiegels.

Versteckte Fette

Wer den Verzehr von tierischen Fetten einschränken will, sollte nicht nur an Speck, Schweine-, Gänse- oder Butterschmalz denken, die zu fast 100 Prozent aus Fett bestehen. Oft handelt es sich um versteckte Fette, die man nicht sofort ausmacht und von deren Präsenz in bestimmten Nahrungsmitteln man einfach wissen muss, um sie meiden zu können. Beispielsweise enthalten Remoulade (80 Prozent), Mettwurst (52 Prozent), Salami (50 Prozent), Wammerl (42 Prozent), Käsesnacks (38 Prozent) oder auch Kartoffelchips (42 Prozent) sehr viel ungesundes Fett.

Gehärtete Fette

Besondere Vorsicht sollte man auch gegenüber so genannten Fabrikfetten walten lassen. Man erkennt sie häufig an Packungsaufschriften wie »mit zum Teil gehärteten Fetten«.

Gehärtete Fette werden chemisch aus Ölen gewonnen, indem sie gebleicht, gefiltert, geschönt, aromatisiert, auf 200 °C erhitzt und noch einer Reihe von anderen Bearbeitungsschritten unterzogen werden. Dadurch entstehen im Fett so genannte Transfettsäuren.

Größere Mengen davon »können bei Säuglingen und Kindern die Entwicklung des Gehirns und des Wachstums hemmen«, weiß man an der Poliklinik der Universität München. Auch die Verwertung der gesunden Linolsäure im Organismus wird von den Transfettsäuren beeinträchtigt, weshalb besonders auch Schwangere und Stillende so wenig wie möglich von den gehärteten Fabrikfetten verzehren sollten.

Hohe Konzentrationen von Transfettsäuren finden sich gewöhnlich in Margarine (nicht Diätmargarine), Nussnougatcremes (nicht Erdnusscremes), einer Reihe von Mayonnaisen, Keksen und auch in vorgefertigten Pommes frites.

Meiden Sie Fertiggerichte und frittierte Tiefkühlkost, denn sie enthalten meist gehärtete Fette, die chemisch hergestellt, u.a. gebleicht, gefiltert, aromatisiert und erhitzt wurden und zudem keinen Nährstoffgehalt mehr aufweisen.

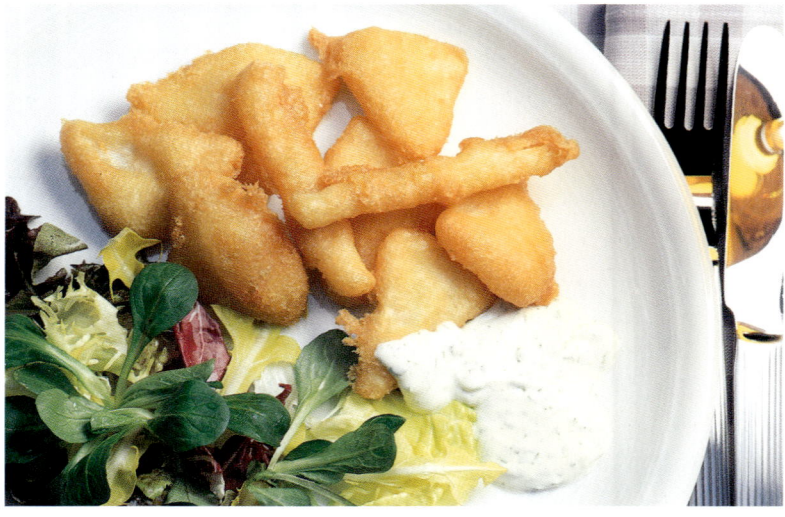

Kraftwerke der Natur

In zahlreichen Studien wurde während der letzten Jahrzehnte die Wirksamkeit von Kürbiskernen und Kürbiskernöl nachgewiesen. Die chemische Analyse zeigte, dass in ihnen einige Substanzen produziert werden, die nur selten in der Natur vorkommen und medizinisch von großer Bedeutung sind.

Delta-7-Sterole gegen Prostatavergrößerung

Was die Volksmedizin seit langer Zeit weiß, ist mittlerweile auch wissenschaftlich anerkannt und durch viele Versuchsreihen belegt. Die weichschaligen steirischen Kürbiskerne, daraus gewonnene Präparate oder Öle beugen (gutartigen) Prostatavergrößerungen vor und helfen sogar, eine benigne Prostatahyperplasie, wie es medizinisch heißt, zumindest im Anfangsstadium wesentlich zu bessern.

Was wissenschaftlich bisher noch nicht ganz geklärt werden konnte, ist, wie dies im Einzelnen funktioniert. Doch man ist den Wirkmechanismen unmittelbar auf der Spur.

Wenn der Schmerz nachlässt …

Noch vor Jahren glaubte man, der segensreiche Effekt beruhe in erster Linie auf dem hohen Selen-, Vitamin-E- und Zitrullingehalt der Kerne. Diese und andere Stoffe wie das Magnesium oder die Linolsäure spielen erwiesenermaßen eine gewisse Rolle bei der Bekämpfung des klassischen Männerleidens. Doch von ausschlaggebender Bedeutung sind nach dem gegenwärtigen Stand der Forschung die Delta-7-Sterole in den Kernen. Sie gehören zu den Phytosterinen, das sind fettähnliche Substanzen pflanzlichen Ursprungs.

Delta-7-Sterole sind im Gegensatz zu anderen Phytosterinen relativ selten in der Pflanzenwelt anzutreffen, aber reichlich in den Kürbiskernen vorhanden. Ein Gramm Kürbissamen enthalten etwa 2,2 Milligramm davon – und ein Gramm Kernöl sogar bis zu fünf Milligramm.

Neben den Delta-7-Sterolen, deren günstiger Einfluss auf den prostataspezifischen Hormonhaushalt inzwischen unbestritten ist, sind in den Kürbissamen weitere Wirksubstanzen nachgewiesen worden: Kupfer, Mangan, Jod, Fluor und Apfelsäure, um nur einige zu nennen.

Eine besondere Molekülstruktur

Das Besondere an den Kürbissterolen ist, dass sie von der Molekülstruktur her ähnlich aufgebaut sind wie Dihydrotestosteron. Das DHT, wie man es abgekürzt nennt, wird in der Vorsteherdrüse aus dem männlichen Sexualhormon Testosteron gebildet. Derzeit gelten größere Mengen davon als Hauptursache des Prostataleidens. Denn wenn sich zu viel DHT in den Zellen des Prostatagewebes anreichert, vergrößert sich die Drüse. Man spricht dann von einer Proliferation, d. h. einer krankhaften Wucherung.

In Versuchen mit Zellkulturen konnte eindeutig nachgewiesen werden, dass die Delta-7-Sterole die DHT-Moleküle weitgehend daran hindern, sich an die Zellen anzubinden. Dieser Effekt war umso ausgeprägter, je höher die Sterole dosiert wurden. Zudem konnte in klinischen Reihenuntersuchungen bestätigt werden, dass die Kürbissterole eine zusätzliche Anreicherung von DHT im Prostatagewebe betroffener Patienten unterbinden. Möglicherweise nehmen die Delta-7-Sterole aufgrund ihrer Ähnlichkeit mit den DHT-Molekülen (ähnliche Molekularstruktur) deren Platz an den Rezeptoren der Zellen ein und blockieren so ein Andocken des DHT. Diskutiert wird auch, ob die Kürbissterole vielleicht direkt die Umwandlung von Testosteron in DHT unterbinden oder erschweren.

Wunderwaffe Vitamin E

Seit Vitamin E in den dreißiger Jahren entdeckt worden war, verging kein Jahrzehnt, in dem nicht neue, zum Teil Aufsehen erregende Erkenntnisse über diesen lebensnotwendigen Nahrungsbestandteil veröffentlicht wurden. Schon 1936 fand man heraus, dass Ratten, ohne Vitamin E aufzunehmen, zwar trächtig werden, aber keine lebenden Jungen gebären können.

Vitamin E gilt als das Vitamin, das den Körper vor dem Altwerden bewahrt. Es schützt den Organismus zusammen mit dem Vitamin C vor vielen unerwünschten Umwelteinflüssen. Gemeinsam sorgen beide Vitamine für eine ordnungsgemäße Fettverbrennung in den Zellen.

Der Funktionsbereich von Vitamin E ist beachtlich: vom positiven Einfluss auf die Muskeltätigkeit über die verbesserte Sauerstoffzufuhr, die durchblutungsfördernde Schutzwirkung auf Gefäßwände bis hin zur günstigen Beeinflussung des Hormonhaushaltes und zur Verlangsamung der Alterungsprozesse. Bei diesem breiten Wirkungsspektrum wundert es nicht, dass Vitamin E gerne als natürliche Wunderdroge angesehen wird.

Tokopherole

Mit der Gebärfähigkeit erklärt sich übrigens der wissenschaftliche Name der Vitamin-E-Bestandteile, die als Tokopherole bezeichnet werden (das griechische »tocos« bedeutet Geburt; »pherein« = hervorbringen). Die vier wichtigsten Tokopherole, sie kommen vor allem in Pflanzenölen vor, unterscheidet man durch das Voranstellen der Buchstaben α, β, γ und δ.

Gemeinsam ist allen Tokopherolen, so weiß man heute, dass sie eine zellschützende Funktion im Organismus ausüben. Sie bewahren die Körperzellen vor dem Angriff freier Radikale, vor aggressiven Sauerstoffmolekülen, die Zellschäden und damit Haut-, Muskel- und Gewebeschäden bis hin zu vorzeitigen Alterserscheinungen oder gar Krebs auslösen können.

Zur Bekämpfung freier Radikale

Jahrelang galt das α-Tokopherol vor allen anderen Tokopherolen als wirksamste Waffe gegen die freien Radikale im Organismus. Deshalb wurde es beispielsweise in Reinform in Vitamin-E-Präparaten angeboten. Neueste Untersuchungen zeigten jedoch, dass die antioxidative, zellschützende Wirkung des Vitamin E in Form von γ-Tokopherol noch effektiver ist.

γ-Tokopherol bekämpft, wie in Laborversuchen gezeigt wurde, z. B. angriffslustige Stickoxide wesentlich besser als die α-Variante. Das veranschaulicht zum einen die Schwäche künstlicher Vitaminpräparate, die meist nur bestimmte, isolierte Varianten eines Vitamins enthalten, und zum anderen die Stärke des steirischen Kernöls. Denn mit 30 Milligramm Vitamin E pro 100 Gramm Kürbiskerne, vor allem der Variante γ-Tokopherol, ist es ein hervorragender Vitaminspender und garantiert optimalen Zellschutz.

Regelmäßige Kernölgaben bewahren uns wirksam vor freien Radikalen und beugen allen Schäden vor, die sie im Organismus anrichten können: vorzeitigen Alterungserscheinungen, Muskelschwäche, grauem Star, Arthrosen, Bindegewebsschwäche (auch in Bereich von Pros-

In vielen klinischen Tests konnte nachgewiesen werden, dass die hoch dosierte Einnahme von natürlichem Vitamin E die Gehirnzellen aktiviert und so die Lernfähigkeit bis ins hohe Alter erhalten werden kann.

tata und Blase), Kreislaufstörungen, arteriosklerotischen Beschwerden, möglicherweise auch Angina pectoris und vielleicht sogar Krebs. Inwieweit konzentrierte Vitamin-E-Gaben vor den beiden zuletzt genannten Plagen der Menschheit definitiv schützen, ist wissenschaftlich noch nicht vollständig geklärt, aber die allgemein zellschützende Funktion der Tokopherole spricht sehr dafür.

Neueste Forschungsergebnisse

Eine aktuelle Studie der Columbia-University von New York zeigt sogar, dass Alzheimer-Patienten im mittleren Krankheitsstadium, denen man eine Zeit lang hohe Dosen Vitamin E verabreichte, wesentlich länger auf Pflege verzichten konnten als andere. Manche Forscher sind zudem der Auffassung, dass die regelmäßige Einnahme von Vitamin E die Lebenserwartung aller Menschen im Durchschnitt um rund 20 Jahre steigern könnte.

Eine gesunde Mischung

Bei einem guten steirischen Kürbiskernöl ist es wie bei vielen Bioprodukten: Die Mischung macht's. Selten ist ein einzelner Inhaltsstoff für einen bestimmten gesundheitlichen Effekt allein verantwortlich. In aller Regel ist die naturgegebene Kombination der verschiedenen Wirkstoffe ausschlaggebend.

Zellschutz durch Selen

Neben einem hohen Vitamin-E-Gehalt weist das Kernöl beispielsweise auch viel Selen auf. Außer ungeschältem Reis und Gerste gibt es keine pflanzlichen Produkte, die wie Kürbiskerne 0,4 Mikrogramm (millionstel Gramm) dieses Spurenelements pro Gramm enthalten. Selen gilt als entzündungs- und Krebs hemmend, weil es wie Vitamin E eine antioxidative Wirkung hat. Dabei ergänzen sich beide Stoffe ganz vortrefflich. Denn Vitamin E erfüllt diese Aufgabe in erster Linie in den fetthaltigen Schutzhüllen der Körperzellen, wohingegen Selen

> Eine ausreichende Menge des Spurenelements Selen im Blut steigert die Abwehrleistung des Körpers um ein Vielfaches: Die Immunabwehr ist besser gefeit gegen Viren und Bakterien aller Art.

seine Wirkung im wässrigen Zellinneren und in den Mitochondrien, den Energiezentralen der Zellen, entfaltet. So bietet die Kombination beider Inhaltsstoffe des Kernöls quasi einen Rundumschutz gegenüber zellschädigenden Einflüssen durch freie Radikale. Ansonsten ist Selen wichtig für Herz und Kreislauf, Immunsystem, Konzentrationsfähigkeit und Heilungsprozesse und unterstützt damit eine Reihe von Funktionen, die auch das Vitamin E hat.

B-Vitamine – Balsam für die Nerven

Ähnlich wie sich Vitamin E und Selen in ihrer Wirkung verstärken, verhält es sich auch mit den B-Vitaminen im Kernöl. Sie wirken nur gemeinschaftlich, nie allein. Ein einzelnes B-Vitamin wie z. B. Riboflavin (B2) entfaltet erst seine Wirkung im Organismus, wenn auch andere B-Vitamine gegenwärtig sind.

In ihrer Gesamtheit sind die B-Vitamine Balsam für die Nerven, sie unterstützen die Verdauungs- und Muskeltätigkeit, verleihen ein jugendliches Aussehen, machen die Haut schön, die Haare gesund und stärken die Leistungsfähigkeit des Gehirns. Doch besonders das Zusammenwirken des Vitamin-B-Komplexes mit Vitamin E, Selen und Magnesium scheint dem Kernöl unabhängig von den Delta-7-Sterolen eine segensreiche Wirkung auf Blase und Prostata zu verleihen. Dieser Vitamin- und Mineralstoffcocktail ist unverzichtbar für eine optimale Muskelaktivität und damit auch für Muskulatur und Miktionsprozesse im Bereich der ableitenden Harnwege.

Jungbrunnen Kernöl

Vitamin A beziehen wir entweder direkt oder in Form so genannter Karotene aus der Nahrung. Karotene wie das Beta-Karotin sind Provitamine, die im Körper zu Vitamin A umgebaut werden. Vielen ist bekannt, dass Vitamin A unerlässlich für unsere Sehkraft ist. Nur mit seiner Hilfe bilden sich in den Netzhautstäbchen Rhodopsinmoleküle, die das Sehen überhaupt erst ermöglichen. Weniger bekannt ist hingegen, dass Vitamin A (bzw. die Karotene) ebenso wie Vitamin E als

Unreine, fahle Haut, hässliche Pickel, glanzloses und stumpfes Haar – all dies kann ein Hinweis auf einen Vitamin-B-Mangel sein. Doch nicht nur der regelmäßige Konsum von Fastfood sondern auch eine gestörte Darmflora kann die Ursache für Vitamin-B-Mangelerscheinungen sein.

wirksame Radikalefänger im Organismus tätig ist. Somit wird der zellschützende Effekt von Vitamin E nicht nur durch das Spurenelement Selen, sondern nochmals durch die Karotene, die sich reichlich in den Kürbissen bzw. im Kürbiskernöl finden lassen, verstärkt.

Da optimaler Zellschutz die Grundvoraussetzung für geschmeidige Haut und straffe Muskulatur ist, kann man das wohlschmeckende steirische Kürbiskernöl fast schon einen Jungbrunnen nennen, zumindest, wenn man es regelmäßig konsumiert.

Karoten im Kürbisfruchtfleisch

Auch wenn Möhren mit 9 500 IE (Internationale Einheiten) pro Portion nach wie vor Spitzenreiter unter den pflanzlichen Karotenspendern sind, ist übrigens auch Kürbisfruchtfleisch (7 100 IE) mit an erster Stelle zu nennen. Im Vergleich der Öle weisen Kürbiskernöl und Maiskeimöl die höchsten Karotenwerte auf.

Mit Kürbiskernöl die Gewebe entwässern

Das Kürbiskernöl enthält einige Aminosäuren, die äußerst selten in Nahrungsmitteln zu finden sind und die im Verbund mit den anderen Wirkstoffen spezielle gesundheitliche Effekte entfalten.

An erster Stelle ist hier das Zitrullin zu nennen. Es spielt eine entscheidende Rolle bei der Bildung von Harnstoff im Organismus. Harnstoff ist das Endprodukt des Eiweißstoffwechsels und wird in einer Menge von etwa 30 Gramm pro Tag mit dem Urin ausgeschieden. Vor allem das giftige Ammoniak, das beim Eiweißstoffwechsel anfällt, wird so neutralisiert bzw. der Ausscheidung zugeführt. Der größte Teil des durchlaufenden Wassers und der Nährstoffe wird – anders als die Abbauprodukte Harnstoff, Harnsäure und Kreatinin – rückresorbiert. Das wiederum bewahrt die Gewebe, nicht zuletzt das Prostatagewebe, vor übermäßigen Wasseransammlungen und Anschwellungen. Eine verstärkte Zitrullinzufuhr in Form von Kürbiskernen und Kürbiskernöl ist somit bei Problemen mit Ödemen (Wasseransammlungen in den Geweben) besonders zu empfehlen.

In 24 Stunden durchfließen 1 500 Liter Blut unsere Nieren. Von dieser Menge werden 180 Liter Primärharn gebildet, davon werden letztlich nur eineinhalb Liter als Urin über die Harnblase ausgeschieden.

Mit Cucurbitin entwurmen

Eine andere interessante Aminosäure in den Plutzerkernen ist das Cucurbitin (3-Amino-3-Carboxypyrrolidin). Höchstwahrscheinlich entfaltet dieser Stoff eine anthelminthische, eine entwurmende, Wirkung im Verdauungstrakt. Dies ist zwar noch nicht wissenschaftlich bewiesen, wird aber in Fachkreisen diskutiert. Man weiß ja aus Erfahrung, dass das Kernöl bzw. Kürbissamen bei einem Wurmbefall helfen, und im Cucurbitin könnte die Erklärung liegen (Kuren siehe Seite 41f.).

Die Wirkungsweise bei Blasenproblemen

Es sind mehrere Wirkstoffe, die die heilende Wirkung der Kürbissamen bei Blasenbeschwerden ausmachen.

Um zu verstehen, wie die Inhaltsstoffe von Kernöl und Kürbiskernen hier helfend eingreifen, muss man sich den Mechanismus der Harnentleerung vorstellen. Vereinfacht funktioniert er folgendermaßen: Zuerst erschlafft der Schließmuskel am Blasenausgang und gibt so den Abfluss frei. Dann zieht sich der Muskel in der Wand der Blasenmuskulatur zusammen und presst den Blaseninhalt heraus.

Einige der Kürbisinhaltsstoffe wirken nun direkt auf das Muskel- und Bindegewebe ein: Linolsäure hilft, das Zusammenspiel der einzelnen Blasenmuskeln zu regulieren. Vitamin E kräftigt allgemein das Bindegewebe und die Muskulatur, besonders auch die Blasenmuskulatur. Sie weist so genannte glatte und gestreifte Muskeln auf, für deren Strukturbeschaffenheit das Vitamin E von besonderer Bedeutung ist. Magnesiumsalze und B-Vitamine verbessern zudem die neuromuskulären Funktionen.

Insgesamt wird also durch die Inhaltsstoffe der Kürbissamen der Spannungszustand (Tonus) der Blasenmuskulatur gesteigert und so die Entleerung der Blase gefördert. Gleichzeitig erfolgt eine Entspannung des Schließmuskels am Blasenausgang. Auf diese Weise kommt es eher zu einer vollständigen Entleerung der Blase und einer Harnstauung (Restharn) wird vorgebeugt. Der Harndrang lässt nach und wird insgesamt seltener.

Der Harnapparat des Menschen hat zwei wichtige Aufgaben: Zum einen sollen schädliche Stoffwechselprodukte ausgeschieden werden, zum anderen soll der Flüssigkeitshaushalt des Organismus reguliert werden. Psychische Probleme können dieses komplizierte System beeinträchtigen und so Beschwerden verursachen.

Darüber hinaus besitzen Kürbiskerne krampflösende, entzündungshemmende und antimikrobielle Eigenschaften.

Nach Heinz Schilcher, der sich um die wissenschaftliche Erforschung des »Cucurbitae semen« große Verdienste erwarb, dürfte es zur Zeit »keine besseren therapeutischen Maßnahmen zur Behandlung des vegetativen Urogenitalsystems und zur Behandlung von Beschwerden, die beim Prostataadenom (Stadium I) auftreten, geben«.

Bis ins letzte Detail weiß man allerdings noch nicht, auf welchen Bestandteilen der Kürbiskerne die Heilwirkung beruht. Nach dem Phytotherapeuten Rudolf F. Weiß ist es wahrscheinlich das naturgegebene »glückliche Mischungsverhältnis« der einzelnen Wirkstoffe, das schon so vielen Frauen und Männern geholfen hat.

> Damit unser Körper seine täglichen Aufgaben bewältigen kann, benötigt er viele Vitalstoffe, die er nicht selbst herstellen kann und die deshalb über die Nahrung zugeführt werden müssen.

Ein effektiver Mineralstoffmix

Steirische Kürbiskerne bestehen zu vier bis fünf Prozent nur aus Mineralstoffen sowie Spurenelementen und sind damit eine ergiebige Quelle für diese lebensnotwendigen Substanzen. Ein Großteil davon findet sich auch im Kernöl wieder.

Der menschliche Organismus benötigt Mineralstoffe, um seinen Wasserhaushalt zu regulieren, das Säure-Basen-Gleichgewicht aufrechtzuerhalten, für enzymatische Prozesse, Zellatmung, Muskel- und Nervenfunktionen. Ohne Mineralstoffe und Spurenelemente käme unser gesamtes Stoffwechselgeschehen zum Erliegen. Dabei erfüllen die meisten dieser anorganischen Substanzen nur katalytische Funktionen, d.h., sie ermöglichen bestimmte Stoffwechselvorgänge, ohne selbst dabei verbraucht zu werden; so wie Schmieröl einen Motor am Laufen hält, ohne ihn wie Benzin, das verbrannt wird, anzutreiben. Und genau wie Schmieröl müssen auch diese Stoffe in regelmäßigen Abständen ausgeschieden und von neuen ersetzt werden. Nur so bleibt der innere Lebensmotor funktionsfähig.

Eine Reihe von Mineralstoffen wie beispielsweise Kalzium oder Phosphor, die für Knochenwachstum und Zähne unerlässlich sind, sind aber auch Baustoffe im menschlichen Körper. Sie finden sich in Knochen, Zähnen, Haut, Haaren, Bindegewebe, Muskeln, Enzymen oder den Körperflüssigkeiten. Knapp fünf Prozent unseres Körpergewichts gehen allein auf das Konto von Kalzium (1 bis 1,5 Kilogramm), Phosphor (700 bis 900 Gramm), Magnesium (25 bis 35 Gramm), Natrium (60 bis 100 Gramm), Kalium (140 bis 180 Gramm), Chlor (70 bis 80 Gramm) und Schwefel (135 bis 300 Gramm).

Wie bei den Vitaminen kommt es auch bei den Mineralstoffen und Spurenelementen nicht so sehr auf die Milligrammbeträge an, die wir täglich davon aufnehmen, auch wenn für die einzelnen Stoffe unverzichtbare Mindestmengen errechnet wurden.

Eine ausgewogene Mixtur solcher Substanzen ist noch viel wichtiger: ihr Mengenverhältnis zueinander und ihr Verhältnis zu anderen Nahrungsbestandteilen wie Vitaminen oder auch Trägerproteinen, die die Mineralstoffe erst an die Stätte ihres Wirkens bringen. Beispielsweise können einige B-Vitamine nur dann resorbiert werden, wenn sie eine Verbindung mit Phosphor eingegangen sind. Und das Spurenelement Zink muss mit etwa 200 Enzymen zusammenwirken, um all seine Aufgaben im Organismus, z. B. den Vitamin-A-Transport, erfüllen zu können.

Das eigene Wohlbefinden – ein sicheres Kriterium

Sieht man sich die ungeheuer vielfältigen Wechselbeziehungen an, die da bestehen, kommt man schnell zu dem Schluss, dass das wissenschaftliche Erfassen all dieser Vorgänge noch Jahrzehnte dauern wird, wenn es überhaupt je möglich sein sollte. Bis dahin kann man aber getrost auf eine naturgegebene Messinstanz vertrauen, nämlich das eigene Wohlbefinden.

Aller Erfahrung nach fühlt man sich deutlich besser, wenn man regelmäßig Kernöl oder Kürbiskerne zu sich nimmt; vor allem wenn man, wie meist im fortgeschrittenen Alter, mit Problemen im Bereich des Urogenitalsystems zu kämpfen hat. Von allen Mineralstoffen, die Kürbiskerne enthalten, sind Phosphor, Kalzium, Kalium und Magnesium mengenmäßig am bedeutendsten. Bei den Spurenelementen, also den Mineralstoffen, die wir nur in kleinsten Mengen, eben Spuren, benötigen, sind es Selen, Eisen, Kupfer, Mangan und Zink.

Die regelmäßige Einnahme von Kürbiskernöl ersetzt nicht den Gang zum Arzt. Nur eine genaue Diagnose kann klären helfen, ob die Beschwerden leichterer Natur sind oder ob manifeste organische Fehlfunktionen vorliegen. Kürbiskernöl ist ein sinnvolles Heilmittel zur Vorbeugung und zur Unterstützung therapeutischer Maßnahmen.

Phosphor

Phosphor wird im Körper in Form von Phosphat an Kalzium gebunden und dient als Baustoff für Knochen und Zähne. Geringe Mengen davon finden sich auch in den Zellkernen und der Erbsubstanz. Es ist wichtig für Enzymaufbau, Vitaminverwertung, Hormonaktivität, Nerven-, Gehirn- und Muskeltätigkeit. Auch für die Nieren und die Fettverwertung ist es von Bedeutung. Ein Phosphormangel ist in unseren Breiten wegen des hohen Anteils an tierischer Eiweißkost kaum zu befürchten. Tagesbedarf: 0,8 Gramm.

Mit Kürbiskernöl kann dem Körper Phosphor in einer wohl dosierten Form zugeführt werden. Das hat den Vorteil, dass unerwünschte Nebenwirkungen durch stark phosphorhaltige Lebensmittel erst gar nicht auftreten.

Kalzium

99 Prozent stecken in Knochen und Zähnen. Das restliche Prozent ist unverzichtbar für die Blutgerinnung nach Verletzungen, unterstützt die Nerven- und Muskelaktivität, ist für die Hormonbildung und Enzymtätigkeit wichtig. Kalziummangel (zu wenig Milchprodukte, Haferflocken, Mandeln, Nüsse, Kürbis- oder Sonnenblumenkerne etc.) begünstigt Osteoporose. Tagesbedarf: 1 bis 1,5 Gramm.

Folgen eines Mineralstoffmangels

Zu wenig Mineralstoffe können im menschlichen Organismus folgende Erscheinungen hervorrufen:

▶ Unschöne Haut

▶ Mattes, stumpfes Haar

▶ Brüchige Nägel

▶ Bindegewebsschwäche

▶ Erhöhte Infektanfälligkeit

▶ Brüchige Knochen (Osteoporose)

▶ Schlechte Zähne

▶ Kreislaufschwäche

▶ Durchblutungsstörungen

▶ Muskelschwäche (z. B. der Verdauungs-, Herz- oder Blasenmuskulatur)

▶ Konzentrationsstörungen

▶ Depressive Verstimmungen

▶ Sehstörungen

▶ Mangelnde Libido

▶ Nervosität

▶ Schlafstörungen

Kalium

Aus Sicht der Volksmedizin ist es ein Schlüsselmineral, weil ohne Kalium weder tierisches, pflanzliches noch menschliches Leben überhaupt möglich wäre. Als Gegenspieler von Natrium versorgt Kalium die Zellen mit Flüssigkeit sowie Nährstoffen, und im Gegenzug sorgt es für die Zellentwässerung sowie -entgiftung. Es aktiviert die gesamte Muskulatur, vor allem den Herzmuskel. Es wird für Gehirn-, Nerven- und Enzymfunktionen gebraucht.
Reichlich Kalium (in Meeresalgen, Avocados, Datteln, Rosinen, Brokkoli, Bananen oder Kürbiskernen) hilft bei Erschöpfungszuständen. Tagesbedarf: 3 bis 4 Gramm.

Mit 385 Milligramm pro 100 Gramm Fruchtfleisch zählt Kürbis zu den kaliumreichsten Gemüsen überhaupt.

Magnesium

Neben Kalzium und Phosphor ist es der wichtigste Baustein von Knochen und Zähnen. Zudem ist es für die Versorgung der Körperzellen mit Nähr- und Wirkstoffen unentbehrlich. Es stärkt die Immunkräfte und die Herzfunktionen, wirkt säurebindend und trägt zur Entgiftung des Organismus bei. Magnesiumreich sind: Kürbiskerne, Weizenkeime, Vollgetreide, Nüsse, Mandeln etc. Tagesbedarf: 0,3 bis 0,5 Gramm.

Spurenelemente

Neben Mineralstoffen spielen Spurenelemente im Stoffwechsel eine ebenfalls wichtige Rolle. Dies sind Stoffe, die zwar nur in kleinsten Mengen vom Körper benötigt werden, ihr Entzug kann jedoch zu großen gesundheitlichen Störungen führen.

Eisen

Der größte Teil des Eisens, das wir mit der Nahrung aufnehmen, findet sich anschließend im Hämoglobin, im Farbstoff der roten Blutkörperchen. Hämoglobin ist für den Sauerstofftransport im Organismus zuständig. Bei Eisenmangel kommt es zu Blutarmut und in der Folge zu einer Sauerstoffunterversorgung von Gehirn, Muskulatur und Organen. Müdigkeit, Herzbeschwerden, ein schwaches Immunsystem oder Kopfschmerzen sind die Folge. Frauen im gebärfähigen Alter benötigen um die Hälfte mehr Eisen als Männer; wenn sie schwanger sind oder stillen, erhöht sich der Bedarf nochmals. Besonders gut verwertet der Körper Eisen aus Leber, Blutwurst oder Eigelb. Tagesbedarf: 12 bis 18 Milligramm; für Schwangere und Stillende bis zu 25 Milligramm.

Kupfer

Dieses Spurenelement ist ein wahres Multitalent und erfüllt die verschiedenartigsten Aufgaben. Es trägt zur Sauerstoffverteilung im Organismus bei, stärkt das Immunsystem, hilft rote Blutkörperchen zu bilden, sorgt für gesunde Gefäße, straffe Haut und schöne Haare. Es verschafft uns sogar Glücksgefühle, da es im Gehirn Bestandteil von einem Enzym ist, das für die Produktion des Nervenleitstoffes Noradrenalin gebraucht wird, das in euphorische Stimmung versetzt. Tagesbedarf: 0,5 bis 0,8 Milligramm.

Kupfer als Gegenspieler von Zink reagiert sofort auf zu viel Zink im Körper. Beide Elemente müssen ausgeglichen sein: Jedes Zuviel eines Elements schadet dem anderen.

Selen

Selen hat eine starke antioxidative, zellschützende Wirkung. Es gilt als das Vorbeugeelement gegenüber Krebserkrankungen. (Krebspatienten haben meist einen extrem niedrigen Selenspiegel im Blut.) Da Selen das spezielle Herzschutzenzym Glutathionperoxidase anregt, ist es auch für die Herzinfarktprophylaxe wichtig. Es wirkt zudem regulierend auf den Blutdruck ein, beugt Arteriosklerose sowie grauem Star vor und aktiviert das Immunsystem.

Darüber hinaus verfügt Selen über entzündungshemmende Eigenschaften und kann daher bei allen entzündlichen Prozessen im Körper eingesetzt werden.

Aufgrund der ausgelaugten Ackerböden gilt Deutschland als Notstandsgebiet in Sachen Selenversorgung. Da kann das steirische Kürbiskernöl helfen. Tagesbedarf: vermutlich bis zu 80 Mikrogramm.

Mangan

Dieses Spurenelement ist ein Bestandteil lebensnotwendiger Enzyme, die für die Aufnahme von Vitamin B1 aus der Nahrung und die Verwertung von Fetten oder Kohlenhydraten (Stärke, Zucker) im Organismus nötig sind. Es ist außerdem noch von Bedeutung für das Knochenwachstum und die Blutgerinnungsfähigkeit, für die Versorgung des Gehirns mit Nährstoffen und den Umsatz von Vitamin B1, Biotin und Vitamin C. In der Leber sorgt Mangan dafür, dass Umweltgifte unschädlich gemacht werden und keinen weiteren Schaden im Organismus anrichten können.

Da Mangan auch in den Brennkammern, den Mitochondrien, der Zellen gebraucht wird, ist es unverzichtbar für unseren Energiehaushalt. Müdigkeit, mangelnde sexuelle Energie und eine gedämpfte, pessimistische Grundstimmung können neben psychologischen Ursachen auch auf einem Manganmangel beruhen.

Ganz besonders reich an Mangan sind beispielsweise Nüsse, Getreide, (Kürbis-)Samen, -Kerne und grünes Blattgemüse. Tagesbedarf: 3 bis 4 Milligramm.

Zink

Zink galt früher als das Element, das die segensreiche Wirkung der Kürbiskerne auf die Prostata bedingt. Doch mit sechs Milligramm pro 100 Gramm enthalten die Kerne weniger als beispielsweise Austern, Pilze oder Hülsenfrüchte, und man ist außerdem den Delta-7-Sterolen als wahren Verursachern der Heilwirkung auf der Spur. Ansonsten ist Zink Bestandteil vieler Enzyme und notwendig für die Bildung von roten und weißen Blutkörperchen.

Ohne Zink gäbe es auch keine Wundheilung. Es stärkt die Immunsowie Sexualkräfte und soll mitverantwortlich für die Fähigkeit sein, angenehme Gefühle zu empfinden.

Haarausfall, runzelige Haut, trockene Augen, Appetitmangel und Wachstumsstörungen bei Kindern können auf Zinkmangel beruhen. Tagesbedarf: 10 bis 20 Milligramm.

Menschen, die von Neurodermitis oder Schuppenflechte betroffen sind, leiden oft unter einem extremen Zinkmangel. Eine regelmäßige Einnahme von Zink in einer gut verwertbaren Form kann die schmerzhaften Hautbeschwerden zum Abklingen bringen.

Den Pantschern auf der Spur

Da das echte steirische Kürbiskernöl im Vergleich zu vielen anderen Ölen teurer ist, was nicht zuletzt auf seinem hohen ernährungsphysiologischen und pharmakologischen Nutzen beruht, mag mancher der Versuchung erliegen, das gute Öl mit Billigprodukten, oft aus dem Ausland, zu versetzen und den Verschnitt dann als echtes Kernöl auszugeben. Bei einem Verschnittverfahren wird der Presskuchen aus den Kürbiskernen, der bei der Herstellung als Abfall anfällt, z. B. mit Sojaöl vermischt und ein zweites Mal ausgepresst.

Sie können natürlich auch Ihren eigenen Kernölersatz herstellen: Übergießen Sie eine Hand voll Kürbiskerne mit einem anderen kaltgepressten Öl (z. B. Distelöl), lassen Sie das Ganze ein paar Tage stehen, und gießen Sie es dann ab. Nur ein Fachmann wird Ihr Öl von einem echten Kürbiskernöl unterscheiden können.

Die Versuchung ist groß

Das so gewonnene Öl ist dann natürlich wesentlich ärmer an Inhaltsstoffen als das Original und sein Geld kaum wert. Und selbst wenn es wahrheitsgemäß als Verschnitt deklariert und entsprechend billiger ist, sollte man der Gesundheit zuliebe das echte bevorzugen. Leider können nur ausgesprochene Kenner einen niedrigprozentigen Verschnitt vom echten Kürbiskernöl unterscheiden, doch die wichtigsten Kriterien sind:
▶ Es duftet nicht ganz so schön nussig.
▶ Es zeigt nicht exakt den tiefgrünen und zugleich auch etwas bordeauxroten Schimmer.
▶ Es zerfließt als Tropfen auf dem Teller leichter.

Für Chemiker und Lebensmittelkontrolleure, auf die man sich glücklicherweise verlassen kann, sind solche Kriterien natürlich zu ungenau. Sie haben einige Inhaltsstoffe im steirischen Kürbiskernöl ausgemacht, die in anderen Ölen nicht oder in ganz anderen Mengen vorhanden sind, und können so exakt bestimmen, was echt ist und was nicht. Sie gewinnen ihre Erkenntnisse meist aus den so genannten unverseifbaren Rückständen der Öle.
▶ Diese Rückstände enthalten beim steirischen Kürbiskernöl beispielsweise 39 bis 46 Prozent Squalen, einen Stoff, der den Cholesterinhaushalt im menschlichen Organismus günstig beeinflusst und in

anderen Ölen höchstens in ganz geringen Prozentsätzen zu finden ist. Squalen ist ein ungesättigtes Zwischenprodukt bei der Cholesterinbiosynthese. Es gilt als Leitsubstanz bei der Bestimmung von Kernöl.

▶ Natürliche Farbstoffe wie Chlorophyll bzw. Protochlorophyll verleihen dem Kernöl die typisch grünliche Farbe (leider auch dem Sojaöl, aber in geringerer Intensität).

Der Gehalt an Protochlorophyll gibt auch Auskunft darüber, ob die Kürbissamen vor dem Pressen richtig ausgereift waren, da unreife Kerne weniger davon enthalten. Solche Farbstoffe werden zu Analysezwecken mit Hilfe der Dünnschichtchromatografie getrennt, einem Verfahren, das man zur Identifizierung kleinster Mengen eines Stoffes einsetzt.

▶ Triterpene sind Geruchsstoffe, die ebenfalls dünnschichtchromatografisch erfasst werden. Solche Stoffe hinterlassen auf Glasplatten, die bei diesem Verfahren zur Trennung dünnster Schichten voneinander dienen, ganz spezifische Spektren, anhand deren man reines Kernöl erkennen kann.

▶ Nicht zuletzt lässt sich reines Kernöl anhand der Delta-7-Sterole und der Karotene ausmachen, die in anderen Ölen nicht oder nur in geringsten Mengen vorkommen.

Da Sie als Verbraucher nicht über ein eigenes Labor verfügen, um die Echtheit Ihres gekauften Kürbiskernöls festzustellen, müssen Sie sich auf Ihren Naturkostladen verlassen können. Oder Sie besorgen sich Ihr Öl direkt beim Hersteller in der Steiermark.

Die strenge Anbau-, Ernte- und Herstellungsauflagen der Arbeitsgemeinschaft steirischer Kürbisbauern und eine gezielte Produktkennzeichnung garantieren die Qualität des steirischen Kürbiskernöls.

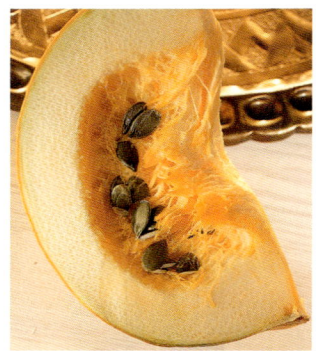

Die Heilkraft aus Fruchtfleisch, Kernen und Kernöl für Gesundheit und Wohlbefinden nutzen.

Das Fruchtfleisch des Kürbisses, seine Kerne und sein Öl lassen sich äußerlich wie innerlich anwenden. Vor allem bei Pflegeprodukten für sensible und problematische Haut haben sich Kürbis und Kürbiskernöl bewährt.

Gesund und schön mit Kürbisfrüchten

Neben der wissenschaftlich erwiesenen Heilwirkung von Kürbiskernen und Kernöl ist erfahrungsgemäß auch das Fruchtfleisch des Kaisers des Gartens, wie die Chinesen den Kürbis nennen, mit einem sanften Heilvermögen ausgestattet. In der Naturheilkunde und nach überlieferten Hausmittelrezepten der Volksmedizin setzt man das saftige Mark der gelben Riesen erfolgreich gegen eine Reihe von Beschwerden ein. Das Fruchtfleisch aller Kürbissorten gilt als nierenwirksam und stuhlfördernd und nützlich im Einsatz gegen schädliche Darmgifte.

Eine sanfte Medizin

▶ Bei Übelkeit und Erbrechen in der Schwangerschaft oder infolge einer Reise- bzw. Seekrankheit soll man rohes Kürbisfleisch essen, in Würfeln geschnitten oder als Mus.

▶ Kürbisfleisch, auch als Kompott oder Marmelade angerichtet, kann aufgrund seiner entwässernden und harntreibenden Wirkung bei Nierenbeschwerden und Wasseransammlungen im Gewebe helfen. Es sollen auch leichtere Fälle von Fieber und Potenzstörungen damit behandelt werden können.

▶ Bei Krampfadern und Hämorrhoiden wird empfohlen, geraffeltes Kürbisfleisch roh aufzutragen.

▶ Bei Wunden und Furunkeln kann man zur Linderung dicke Kürbisfleischscheiben auflegen. Zerquetschtes Fruchtfleisch verwendete man früher für Heil- und Wundsalben, oder man trug es auch bei übermäßiger Fußschweißbildung auf.

▶ Bei leichteren Augenentzündungen haben sich Kompressen aus frisch geschabtem Kürbisfleisch bewährt.

Entschlacken mit Kürbisfleisch

Bei Beschwerden, die auf eine Verschlackung des Organismus zurückgehen können, wie Muskelrheumatismus, Kopfschmerzen, Verdau-
ungsstörungen, depressiven Verstimmungen, Hautunreinheiten etc.,
sollten Sie es mit einem oder mehreren Entschlackungstagen versuchen, an denen Sie außer Kürbisfleisch, etwas Milch und Getränken
nichts zu sich nehmen. Das reinigt und ist in vielen Fällen hilfreich
sowie in jedem Fall geeignet, ein paar überflüssige Pfunde loszuwerden.
Denn die Frucht hat einen sehr hohen Wassergehalt (über 90 Prozent), aber nur einen geringen Eiweiß-, Fett- und Kohlenhydratge-
halt. D.h., sie hat wenig Nährwert, enthält jedoch reichlich Vitamine, Spurenelemente sowie Ballaststoffe und ist leicht verdaulich.
Auch wer unter Verstopfung leidet, kann es mit einem oder mehreren
Kürbisentschlackungstagen versuchen.

Man schneidet das Fruchtfleisch in grobe Würfel und verkocht es mit
wenig Milch zu einem Brei. Sie können eventuell mit einer Prise Zimt
würzen. Ansonsten viel trinken: Mineralwasser, Kräutertees, verdünn-
te Fruchtsäfte.

Da der pH-Wert von Kürbis zwischen 5,0 und 5,5 liegt, ist Kürbis ideal zum Auftragen auf die Haut. Der hohe Kaliumgehalt wirkt zudem klärend und reinigend.

Nährwerte

Der essbare Anteil von 100 Gramm frischem Kürbisfleisch enthält:

▶ Eiweiß	1,0 g		▶ Magnesium	8 mg
▶ Fett	0,1 g		▶ Phosphor	44 mg
▶ Kohlenhydrate	5,5 g		▶ Eisen	0,8 mg
▶ Wasser	91,3 g		▶ Vitamin A	100 mg
▶ Cholesterin	0 g		▶ Vitamin B1	0,05 mg
▶ Natrium	1 mg		▶ Vitamin B2	0,07 mg
▶ Kalium	385 mg		▶ Niazin	0,5 mg
▶ Kalzium	25 mg		▶ Vitamin B6	0,10 mg
			▶ Vitamin C	9 mg
			▶ Vitamin E	1,1 mg
			▶ kcal/kJ	25/104

Wohl tuende Massagen und Tips zur Schönheitspflege

Spannungsschmerzen mit Kürbiskernöl lindern

Die Massage ist eine der ältesten Behandlungsmethoden der Menschheit – sie wurde schon vor 5 000 Jahren in Indien und China angewandt. Da ihre Grundgriffe für jedermann erlernbar sind, findet sie auch in der Partnerschaft immer mehr Anhänger.

Der Gesundheit zuliebe werden Kürbiskerne bzw. Kürbiskernöl meist innerlich eingenommen, also verzehrt. Es gibt aber auch eine Reihe leichterer Beschwerden, bei denen sich äußerliche Anwendungen mit Kernöl und Kürbiskernen bewährt haben. In der Volksheilkunde weiß man, dass Massagen bzw. Einreibungen mit Kernöl oder Umschläge mit gemahlenen Kürbiskernen krampflösend und schmerzlindernd wirken. Allerdings verwendet man zu Massagezwecken normalerweise nicht das teure und stark duftende Kernöl in Reinform, sondern versetzt es mit anderen, meist billigeren Ölen.

Der schmerzlindernde Effekt einer solchen Ölmassage ist größer als der einer Massage ohne Öl, die ja an sich schon sehr wohl tuend ist. Abgesehen von einigen Ölinhaltsstoffen, die in der Haut eine segensreiche Wirkung entfalten, ist es vor allem die Wärmeisolierung, die von dem aufgetragenen Ölfilm ausgeht. Dadurch wird die Durchblutung und das Stoffwechselgeschehen in der Haut und in den darunter

Vitamine, Mineralstoffe, Spurenelemente und der angenehm nussige Duft machen das Kürbiskernöl zu einem natürlichen Körperpflegemittel und hautfreundlichen Massageöl.

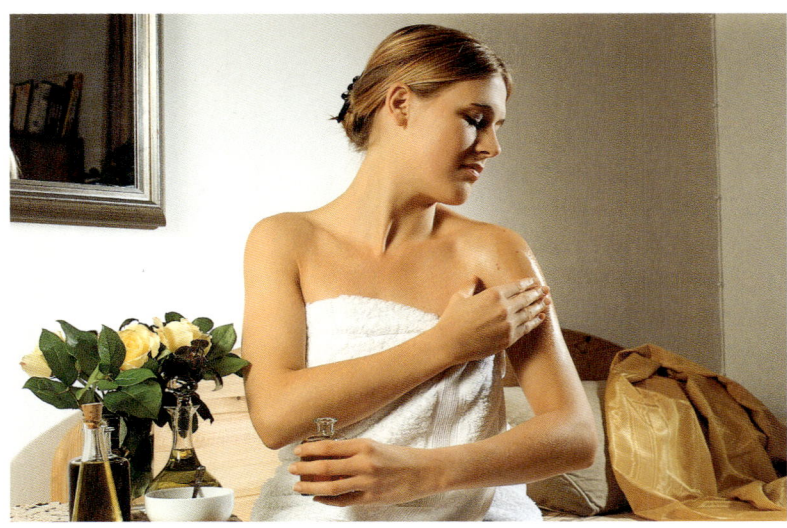

liegenden Geweben stark angeregt, was sich durch eine spürbare Erwärmung der behandelten Körperpartien bemerkbar macht. Der vermehrte Blutfluss kann Gewebespannungen auflösen helfen und damit verbundene Schmerzen lindern, nicht zuletzt, weil es zu einem effektiveren Abtransport von Schlacken und überschüssigen Säuren kommt. Zudem werden besser durchblutete Gewebe auch besser mit Sauerstoff und Nährstoffen versorgt, was nicht nur bei einer Reihe von Schmerzzuständen hilfreich ist, sondern auch der allgemeinen Gesunderhaltung dient und das Gewebe jung und geschmeidig hält.

Massagen mit Kürbiskernöl

Die Volksmedizin empfiehlt Massagen mit Kürbiskernöl bei Kopf- und Rückenschmerzen, bei Muskelkater, Hexenschuss, Verspannungen sowie rheumatischen Beschwerden. Auch bei Muskelkrämpfen, wie sie infolge ungewohnter körperlicher Anstrengung entstehen, sind Einreibungen mit dem Massageöl angezeigt. Ebenso, wenn einzelne Muskeln und Sehnen nach längerer einseitiger Belastung (z. B. durch lange Arbeit am PC, längeres Musizieren etc.) schmerzen und nur noch eingeschränkt funktionstüchtig sind.

Anwendung

▶ Fürs Massageöl benötigt man 100 Milliliter Kürbiskernöl, 50 Milliliter Distelöl (oder ein anderes neutrales Öl) und 50 Milliliter Olivenöl.

▶ Die Öle werden in einer Schale mit einem Schneebesen oder dem Mixer gut verrührt und dann in eine dunkle Flasche gefüllt.

▶ Man kann dieses Massageöl noch verbessern und im Duft verfeinern, indem man jeweils einige Tropfen eines ätherischen Öls zugibt: beispielsweise Rosenöl, Kamillenöl, Teebaumöl, Melissenöl, Lavendelöl, Salbeiöl, Jasminöl, Rosmarinöl etc.

▶ Reiben Sie die schmerzenden Stellen mehrmals täglich mit dem Massageöl ein. Massieren Sie so lange, bis das Öl von der Haut vollständig aufgenommen ist.

Achtung Bei länger anhaltenden, immer wiederkehrenden oder heftigen Schmerzen sollten Sie die Ursache in jedem Fall von einem Arzt klären lassen.

Verspannungen sowie Schmerzen im Kopf, Nacken- und Rückenbereich sind häufig eine Folge mangelnder Bewegung, ungesunder Sitzhaltung, falscher Hebetechniken sowie ruckartiger Bewegungen. Um Rückenkrankheiten langfristig vorzubeugen, ist es wichtig, regelmäßig Sport zu treiben und die Rückenmuskulatur zu stärken.

Gelenk- und Muskelschmerzen lassen sich auch mit Hilfe von Heilkräutern lindern, beispielsweise als Badezusätze. Hier bieten sich Birkenrinde oder Fichtennadel als äußerst angenehme Kräuterzusätze an. Ebenso ist Heilkräutertee mit Teufelskrallen bei der Behandlung von rheumatischen Beschwerden zu empfehlen, da er den Stoffwechsel ankurbelt. Tee mit Weidenrinde wirkt hingegen direkt gegen Entzündungen in den betroffenen Gelenken.

Tip Dieses Massageöl kann auch als pflegendes Öl nach dem Baden oder Duschen verwendet werden.

▶ Für eine Öldusche feuchtet man die Haut unter der Dusche an und massiert anschließend das Massageöl sanft und gleichmäßig in die Haut ein. Dann fertig duschen. Eincremen ist hinterher nicht mehr nötig, weil das Öl durch sanftes Einmassieren bereits vorher in die Haut eingedrungen ist.

Umschläge mit Kürbiskernen

Umschläge mit gemahlenen Kürbiskernen werden in der Volksheilkunde eingesetzt bei schmerzhaften Prellungen, Schwellungen, Verstauchungen, Blutergüssen sowie bei Beschwerden aus dem rheumatischen Formenkreis.

Grundsätzlich gilt es bei derartigen Problemen zu beachten, dass im einen Fall warme oder heiße Umschläge und im anderen Fall kalte oder eiskalte Wickel besser helfen. Gerade bei rheumatischen Problemen empfehlen Ärzte, im Selbstversuch herauszufinden, welche Temperatur den gewünschten Nutzen erbringt. Bei Prellungen, Zerrungen und Verstauchungen ist normalerweise der kalte Wickel anzuraten.

Für kalte Umschläge legt man die Paste und das Umschlagtuch eine Zeit lang in den Kühlschrank oder ins Eisfach. Für warme Umschläge gibt man das Umschlagtuch ins temperierte Wasser und wringt es anschließend aus.

Anwendung

▶ 100 Gramm Kürbiskerne werden im Mixer zermahlen und mit 10 Millilitern Kürbiskernöl verrührt.

▶ Die Masse verteilt man auf einem keimfreien Baumwolltuch (ausgekocht) und macht damit einen Umschlag. Man kann die Paste auch direkt auf die schmerzende Stelle auftragen und sie anschließend mit einem Baumwolltuch umwickeln, um Flecken auf der Kleidung oder den Sitzmöbeln zu vermeiden.

▶ Eine Zeit lang einwirken lassen, dann den Wickel abnehmen oder die Paste mit einem Papiertuch abwischen und mit lauwarmem Wasser nachspülen.

Kernöl für die Schönheit

Schon in alten Kräuterbüchern wird dem Kürbiskernöl eine große Bedeutung in der Hautpflege zugeschrieben. Und jenen Bäuerinnen, die früher immer die Kerne von den Schalen befreien mussten, war bekannt, dass sie davon mit der Zeit eine wunderbare Haut an den Händen bekamen.

Für trockene und reife Haut

Heute ist bekannt, dass in Kürbiskernen und dem daraus gewonnenen Öl eine Reihe von Vitaminen (z.B. Vitamin A, B, E) und Mineralstoffen (z.B. Kalzium, Eisen, Phosphor) sowie reichlich Linolsäure und Phytosterine stecken, die für eine straffe Haut, kräftige Haare, gesunde Knochen und Zähne unerlässlich sind. Dies gilt natürlich verstärkt für innerliche Anwendungen, also wenn man reichlich Kürbisprodukte isst.

Doch auch äußerlich verabreicht, bewirken diese Inhaltsstoffe des Öls einen positiven Effekt. Das haben längst auch Hersteller von Cremes und Präparaten, die die Hautalterung verzögern sollen, erkannt. Auch sie reichern ihre Produkte z.B. mit Phytosterinen sowie den Vitaminen E und A an, um eine optimale Pflegewirkung zu erzielen. Und gerade diese Stoffe liefert uns die Natur im Kürbiskernöl. Bei regelmäßiger Anwendung verzögert es die Hautalterung, schuppige und rissige Haut wird wieder glatt und geschmeidig. Auch Körperhaut, die z.B. durch Schwangerschaft oder infolge rascher Gewichtszunahme bzw. -abnahme stark beansprucht wurde, erfährt durch Kernölpräparate die richtige Pflege. Allerdings sollte man bei der äußerlichen Anwendung von Kernöl bedenken, dass es eher zur Pflege trockener und reifer Haut geeignet ist, weniger für fettige Haut, die von Natur aus überreichlich mit Fettstoffen versorgt ist.

Übrigens sollte das Öl, das Sie für die Haut- und Körperpflege verwenden, ebenso von bester Qualität sein wie das Kürbiskernöl, das Sie verzehren. Also kein ausrangiertes Öl für Ihre Schönheitspräparate hernehmen!

Pflanzenöle eignen sich sehr gut zur Rückfettung der Haut. Man kann ihnen durch Zugabe eines ätherischen Öls, z.B. von Rosen-, Orangen- oder Geraniumöl, eine persönliche Duftnote hinzufügen.

Wenig Aufwand, aber eine große Wirkung

Es gibt eine Vielzahl von Rezepten für Cremes, Lotionen, Gesichtspackungen oder Badezusätzen auf der Basis von Kürbiskernöl zum Selbermachen, die allerdings äußerst aufwändig und auch kostspielig sind. Man benötigt dazu eine Reihe von Grundstoffen aus Apotheke und Reformhaus, die besorgt, angerührt, im Wasserbad erhitzt, richtig gelagert werden müssen etc. Das Endprodukt ist manchmal fragwürdig und meist nicht lange haltbar. Es hat sich gezeigt, dass Kosmetik zum Selbermachen zwar mittlerweile viele Bücher und Broschüren füllt, aber nur wenige die guten Ratschläge auch gern in die Tat umsetzen. Aus diesem Grund sollen solche Präparate hier nicht vorgestellt werden. Man erwirbt stattdessen oft besser und billiger hochwertige Präparate der Naturkosmetik im Reformhaus.

Interessant hingegen sind solche Kernölprodukte zur Körper- und Gesichtspflege, die nur ein paar Handgriffe erfordern, die in der Speisekammer vorrätig sind, wenn man sie braucht, die preiswert, einfach in der Anwendung und dennoch effektiv sind. Da erzielt man mit einem geringen Aufwand eine große Wirkung, wie man bei einem wohl tuenden Kernölbad oder nach einem erfrischenden Peeling mit Kürbiskernen jederzeit feststellen kann.

Peeling mit Kürbiskernen

Dieses Peeling ist für Gesicht, Dekolletee und den ganzen Körper geeignet. Es entfernt die obersten trockenen Hautschüppchen und bringt rosige und gut durchblutete Hautschichten zum Vorschein.

Anwendung

▶ Vermahlen Sie 2 bis 3 Esslöffel Kürbiskerne mit der Kaffee- bzw. Getreidemühle oder im Mixer, und vermischen Sie sie mit etwas Mineralwasser oder abgekochtem Leitungswasser zu einer Paste. Wer mag, gibt noch 1 bis 2 Esslöffel Joghurt, Quark oder Sahne hinzu.

▶ Die Paste mit kreisenden Bewegungen eine Zeit lang in das Gesicht bzw. die Körperhaut einmassieren, kurz einwirken lassen und mit warmem Wasser abspülen. Hinterher eincremen.

Wenn Sie Naturkosmetik selbst herstellen, sollten Sie auf größtmögliche Sauberkeit achten. Alle Utensilien müssen direkt vor Gebrauch gesäubert werden. Fertig angerührte Kosmetik sollte unbedingt gut verschlossen im Kühlschrank aufbewahrt werden, damit sie nicht sofort verdirbt. Zusätzlich sollte man bei der Verwendung die Cremes möglichst mit einem Spatel oder einem sauberen Löffel entnehmen, damit keine unnötigen Bakterien in die Kosmetik gelangen.

Die Peelingpaste ist jedoch nicht zur längeren Aufbewahrung gedacht, sondern sollte möglichst mit einem Mal verbraucht werden. Das Peeling sollte etwa einmal monatlich durchgeführt werden. Es ist für jeden Hauttyp geeignet.

Tip Sie bereichern Ihre Hand- oder Gesichtscreme, indem Sie einen Klecks davon auf den Handrücken geben und mit 1 bis 2 Tropfen Kernöl vermischen. Anschließend wie gewohnt sanft mit kreisenden Bewegungen in die Haut einmassieren.

Pflegende Gesichtspackung

Diese Gesichtspackung ist für jeden Hauttyp geeignet. Sie glättet und entspannt insbesondere von Wind sowie Sonne strapazierte und reifere, müde oder trockene Haut.

Anwendung

▶ 1 Eigelb, 2 Teelöffel Apfelessig, 1 Esslöffel Kürbiskernöl und 2 Esslöffel Avocadofruchtfleisch mit der Hand oder dem Mixer gut verrühren.

▶ Die Packung auf die gut gereinigte Haut von Gesicht, Hals und Dekolletee auftragen. 20 bis 30 Minuten einwirken lassen, mit Papiertüchern abnehmen. Nur nachcremen, wenn die Haut spannen sollte.

Tip Für jüngere Haut empfiehlt es sich, das Avocadofruchtfleisch durch Kürbisfruchtfleisch zu ersetzen.

Entspannendes Kürbiskernölbad

Anwendung

▶ Mischen Sie 10 Milliliter Kürbiskernöl mit 10 Millilitern Sonnenblumen- oder Sojaöl sowie mit einigen Tropfen eines ätherischen Öls (z.B. Baldrian-, Sandelholz-, Melissen-, Lavendel-, Orangenblüten-, Zitronen- oder Rosenöl), und geben Sie es dem Badewasser zu.

▶ Entspannen Sie sich 10 bis 15 Minuten im Ölbad. Sie sollten Ihre Haare aber nicht im Badewasser waschen. Hinterher die Haut nur mit dem Handtuch leicht trockentupfen und nicht mehr eincremen. Anschließend empfiehlt es sich, eine Weile zu ruhen.

Seinen anregenden, durchblutungsfördernden Wirkstoffen verdankt der Apfelessig, dass er mittlerweile einen festen Platz in der Reihe natürlicher Hautpflegemittel bekommen hat. Ob als Badezusatz, Deodorant, als Bestandteil von Gesichtswässern, Lotionen und Masken – Apfelessig erweist sich als ein wirksames Mittel zur Erhaltung des natürlichen Säureschutzmantels der Haut.

Bei Haarproblemen wirkt oft schon eine Umstellung der Haarwaschgewohnheiten Wunder – denn durch den übermäßigen Gebrauch von Wasch- und Pflegemitteln werden Haare und Kopfhaut auf Dauer strapaziert. Deshalb sollte man versuchen, wenig Shampoo zu nehmen, das Haar nach der Wäsche gründlichst zu spülen und es möglichst wenig zu rubbeln. Am besten ist Lufttrocknung.

Badezusatz mit Kürbiskernen

Anwendung
▶ 2 Esslöffel Kürbiskerne im Mixer oder in der Getreidemühle gut vermahlen, mit 1 Teelöffel Kürbiskernöl und 200 Millilitern Mineral- oder Leitungswasser verrühren und sofort dem heißen Badewasser hinzufügen.

Schonende Haarpflege

Haarshampoos sowie Haarkuren mit Kürbiskernöl reinigen und stärken Haare sowie Kopfhaut auf schonende Weise und sorgen so für eine gesunde Haarpracht. Sie sind vor allem zur Pflege des trockenen und durch Sonne oder chemische Behandlungen strapazierten Haares geeignet, beugen gespaltenen Haarspitzen vor, verleihen stumpfem Haar Glanz, machen störrisches Haar leichter frisierbar und beseitigen Haarschuppen. Auch Haarausfall, wie er beispielsweise nach einer Schwangerschaft oder infolge zu häufigen Färbens oder Ondulierens vorkommt, soll sich durch regelmäßiges Waschen und Kuren mit Kürbiskernölpräparaten bessern.

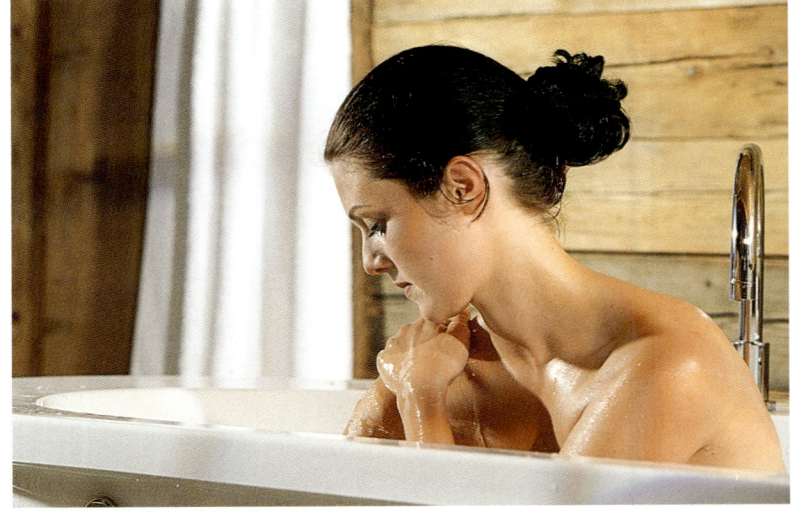

Bäder mit einem Zusatz von Kürbiskernöl pflegen die Haut auf sanfte und natürliche Weise, regulieren den pH-Wert der Haut und schützen die Haut langfristig vor dem Austrocknen.

Anwendung

▶ Zur pflegenden Haarwäsche geben Sie einen Klecks mildes Haarshampoo in ein Schälchen und rühren 2 bis 3 Tropfen Kürbiskernöl hinein. Die Haare 2-mal damit waschen und abschließend gut mit klarem Wasser nachspülen.

▶ Wer Schuppen hat, wäscht die Haare über einen längeren Zeitraum mit folgender Mixtur: 1 Esslöffel mildes Haarshampoo mit 1 Teelöffel Kürbiskernöl und 1/2 Teelöffel Kognac vermischen. Eventuell noch 1 Eigelb dazu geben.

▶ Eine Haarpackung mit Kürbiskernöl pflegt strapaziertes und (durch Färben bzw. Dauerwelle) strukturgeschädigtes Haar. Sie verrühren 25 Milliliter Kürbiskernöl mit 25 Millilitern Olivenöl (alternativ: Avocadoöl, Jojobaöl, süßes Mandelöl) und massieren diese Ölkur ins Haar ein. Ein Handtuch um die Haare winden und die Packung mehrere Stunden, am besten sogar über Nacht, einwirken lassen. Keine Sorge, das ist nicht unangenehm, das Haar trocknet rasch. Nach der Einwirkzeit die Kur 2-mal mit einem milden Shampoo auswaschen und gut nachspülen.

Tip Nach jeder Haarwäsche empfiehlt sich eine Haarspülung mit 2 Tassen warmem Wasser und 2 bis 3 Esslöffeln Apfelessig. Das entfernt letzte Shampoorückstände aus dem Haar, belebt Haare und Kopfhaut, macht das Haar weich, glänzend und leichter kämmbar. Es bleibt Ihnen überlassen, ob Sie Ihr Haar nochmals mit klarem Wasser nachspülen oder es so belassen. Probieren Sie aus, was Sie lieber mögen.

Nagelöl

Dieses Nagelöl pflegt die Nägel und das Nagelbett sowohl der Finger- als auch der Fußnägel.

Anwendung

▶ Vermischen Sie in einem Schälchen 10 Milliliter Kernöl mit 5 Millilitern Rizinusöl und 5 Millilitern eines neutralen Öls (Distel-, Sonnenblumen- oder Sojaöl).

▶ Massieren Sie das Nagelöl mindestens 1-mal wöchentlich in Nägel und Nagelbett ein. Anschließend maniküren oder pediküren.

Bei Haarpackungen mit Pflanzenölen sollte man Folgendes beachten: Um zu verhindern, dass die Haare trotz Wäsche einen öligen Film behalten, muss das Shampoo auf die eingeölten Haare gegeben werden, ohne diese zuvor mit Wasser zwischenzuspülen.

Kochen mit Kürbiskernen und Kernöl

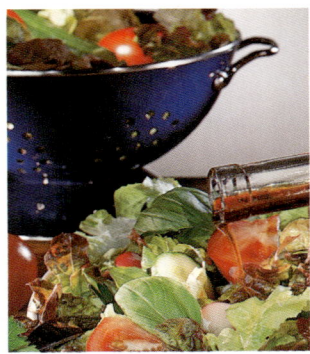

Gesunder Genuss mit dem Duft der Nuss: Das milde Aroma des Kernöls verleiht vielen Gerichten eine köstliche Note.

Reife Kürbisse erkennen Sie daran, dass sie beim Draufklopfen hohl klingen. Achten Sie beim Kauf auf Flecken und Druckstellen. Ganze einwandfreie Kürbisse halten sich kühl gelagert (kein Frost!) einige Wochen.

Als der Kürbis vor 500 Jahren über den Großen Teich nach Europa kam, diente er vorwiegend als Viehfutter oder höchstens noch als Armeleuteessen. Das hat sich mittlerweile grundlegend geändert.

Das Fruchtfleisch der gelben Riesen ist nicht nur ein beliebter Grundstoff solider Hausmannskost geworden, es hat mittlerweile auch die Spitzengastronomie erobert. Der Speisekürbis verfügt zwar über kein ausgeprägtes Eigenaroma, er lässt sich jedoch durch aromatische Kräuter und fein abgestimmte Gewürze in vielerlei Weise abwandeln: süß, süßsauer, pikant oder scharf gewürzt.

Typische Kürbiskräuter sind u. a. Zitronenmelisse, Thymian, Basilikum, Borretsch, Koriander, Liebstöckel und Rosmarin. Kürbis eignet sich für Saucen, Suppen, Salate, Aufläufe, Eintöpfe, als Gemüse, für Backwaren, Süßspeisen, Marmeladen und Chutneys.

Man kann ihn garen, dünsten, backen, schmoren, braten, grillen, panieren, pürieren, frittieren. Der Kürbis ist praktisch ein Tausendsassa in der Küche.

Tips rund um den Speisekürbis

▶ Speisekürbisse werden in der Hauptsache von Juli bis Oktober angeboten. Sie halten sich im Gemüsefach des Kühlschranks oder im kühlen Keller bis zu zwei Wochen. Die Schnittfläche angeschnittener Kürbisse sollten mit Alufolie abgedeckt werden.

▶ Das Fruchtfleisch der Kürbisse, das zu Salaten, Suppen, Gemüsen, Aufläufen und vielerlei mehr verwendet wird, sollte fest, zart und saftig sein. Das ist eher bei kleineren, denn bei größeren Kürbissen der Fall, deren Fleisch oft faserig zerfällt. Auch sollten die Kürbisse geerntet werden, ehe sie ganz reif sind. Im ausgereiften Stadium ist das Fruchtfleisch oft holzig und trocken.

▶ Kalkulieren Sie bei ganzen Früchten immer die Hälfte bis ein Drittel Abfall mit ein, das sind faserreiche Teile und die Schalen.

▶ Die Kürbisse werden immer zuerst geviertelt; dann werden mit einem Löffel die Kerne und strohige Fasern im Inneren herausgeschabt.

▶ Wenn man dem Kürbisgemüse etwas Essig (oder Zitronensaft) beigibt, behält das Fruchtfleisch seinen Biss.

Historische Rezepte

Diese Rezepte für Kürbisbrei stammen aus »Unterricht Vom Anbaue, und nützlichen Gebrauche der Kürbise« von 1773:
»Was aber die Speisegerichte, welche von den Kürbisen zubereitet werden, betrifft, ist der Brey eines der schmackhaftesten. Die Kürbise werden vorhero in Wasser gesotten, und dann erst in Milch gekocht, und genossen. Lässt man diesen Brey halb erkalten, schlägt Eyer hinzu, und schiebt ihn auf blechenen, oder irdenen Schüsseln in einen Backofen, so erhält man ein sehr schönes aufgelaufenes sogenanntes Koch, oder eine Torte. Scheiben, oder Spalten von Kürbisen weich gesotten, wieder erkalten lassen, sodann mit Zucker bestreuet, in Eyern umgewälzt, und gebacken; stellen ein angenehmes Backwerk vor.«

Das kräftige Orangegelb des Fruchtfleischs macht den Kürbis zum idealen Dekor für Salate und kalte Platten.

Ein steirischer Traum

Steirer, die im Ausland leben, können beim bloßen Gedanken an einen grünen Salat, der mit Kürbiskernöl angemacht ist, anfangen zu träumen. Die sanften Hügel der Steiermark, verzauberte Seen, das satte Grün der Wälder, schneebedeckte Dreitausender und saftige Obstplantagen steigen dann vielleicht vor ihrem geistigen Auge auf. Kernöl ist für den Steirer in der Fremde der Gedanke an die Kindheit und der Geschmack von Heimat. Wer in der »grünen Mark« groß geworden ist, kennt Kernöl als wahren Lebenssaft. Aber auch außerhalb Österreichs gewinnt das »Gold der Steiermark« immer mehr Freunde und Anhänger. Feinschmecker in aller Welt wissen das Kernöl, die Kürbiskerne und auch das Fruchtfleisch der gelben Riesen schon seit geraumer Zeit zu schätzen.

Verleihen Sie Ihrem Salat einen ganz besonders edlen Geschmack. Kürbiskernöl ist zwar farblich etwas gewöhnungsbedürftig, für den Gaumen jedoch ein Vergnügen besonderer Art.

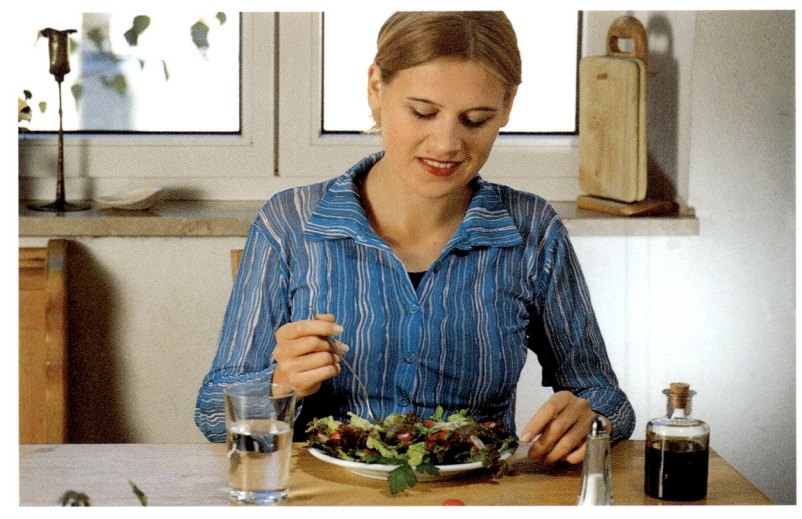

Kernöl ist nicht nur gesund, sondern auch von einmaliger Konsistenz, dickflüssig und samtig, und von einer einzigartigen, kräftig grünen Farbe. Dazu schmeckt es phantastisch: mild, nussig, nach einem feinen Röstaroma. Wer es ein paar Mal probiert hat, wird es in der Küche nicht mehr missen mögen und wird auch verstehen, dass man beim bloßen Gedanken an das duftende Kernöl bereits ins Schwärmen geraten kann.

Gesunde Ernährung bei vollem Genuss

Beta-Karotin ist eine Vorstufe von Vitamin A und beispielsweise in Karotten vorhanden. Um daraus Vitamin A herstellen zu können, benötigt der Körper Fett. Essen Sie also Karotten nie ohne Fett, am besten natürlich mit ungesättigten Fettsäuren wie im Kernöl.

Wer Kürbiskernöl in seinen Speiseplan aufnimmt und es regelmäßig in der Küche verwendet, schlägt sogar drei Fliegen mit einer Klappe: Man beugt der Volkskrankheit Blasenschwäche vor und kann in gewissem Maß ohne allzu großen Aufwand auch Heilerfolge erzielen. Daneben verwendet man ein ernährungsphysiologisch hochwertiges Produkt und erhält, als Draufgabe quasi, ein außergewöhnlich wohlschmeckendes und ergiebiges Speiseöl. Wenn man die Verwendung von Kernöl bei der Speisenzubereitung noch mit dem täglichen Knabbern von Kürbiskernen kombiniert, tut man auf angenehme Weise das Beste für seine Gesundheit.

Allzu viel ist ungesund

Man könnte natürlich anhand so vieler Vorteile jetzt in das Extrem verfallen und versuchen, möglichst viel von diesem leckeren Lebenselixier zu verzehren. Das ist aber nicht empfehlenswert, da man dann viel zu viele Kalorien aufnehmen würde, was der Gesundheit sicherlich abträglich wäre.

Vor diese Versuchung hat aber die Natur bereits einen Riegel geschoben. Denn Kernöl ist zwar vielfältig anwendbar, aber es passt nicht zu allen Speisen, allein schon wegen seiner intensiven grünen Farbe. Es veredelt besonders alle grünen und pikanten Salate, Kartoffelsalat, Salate aus grünen Bohnen oder Linsen, saure Speisen mit Rindfleisch oder Wurst, Saucen oder Risottos.

Kernöl soll auch nicht erhitzt, also zum Braten und Backen verwendet werden. Viele gesundheitsfördernde Inhaltsstoffe würden auf diese Weise zerstört. Durch sehr starkes Erhitzen (damit sind weit höhere Temperaturen als beim normalen Braten und Kochen gemeint) würden die gesunden ungesättigten Fettsäuren sogar in ungesunde gesättigte umgewandelt.

Man gibt Kernöl also am besten an kalte Speisen oder würzt erst damit, nachdem man die Gerichte vom Herd genommen hat. Wenn es allerdings nur auf den Geschmack ankommt, sollte man sich ab und zu schon den Luxus erlauben, beispielsweise eine Eierspeise in Kernöl herauszubraten. Ganz schlichte Hausmannskost wird dadurch zur kulinarischen Delikatesse.

> Kürbis ist nicht nur ein gesundes Gemüse für den Menschen. Mit Kürbis als Gemüsezutat können Sie das Futter Ihrer »Lieblinge«, sei es Katze oder Hund, auf einfache Weise mit Vitaminen und Mineralstoffen aufwerten.

Das grüne Herz Österreichs

Die Steiermark ist das zweitgrößte Bundesland Österreichs und ein Land kulinarischer Vielfalt. Der gebirgige Norden ist geprägt von Milchwirtschaft, Schafzucht und Bienenhaltung. Neben den verschiedenen Honigsorten kommen hier auch die Gesundheitsbomben Propolis und Gelée Royale auf den Markt.

Der in der Mitte verlaufende breite Gürtel des Wald- und Berglandes (die »grüne Mark«) ist reich an Fischteichen, wo Karpfen und Forellen gezüchtet werden. In den Ebenen spielen Getreideanbau und Obstkulturen eine große wirtschaftliche Rolle. Europaweit kennt man die »steirische Apfelstraße«, die sich durch den Obstgarten Österreichs windet, mit dem »Apfeldorf« Puch und einem eigenen Apfelmuseum. Außer Äpfeln haben aber auch Pfirsiche, Birnen, Erdbeeren und Holunder wirtschaftliche Bedeutung. Neben Früchten pur wird Obst auch in Form von Saft und Nektar, Marmelade und Gelee, Dörrobst, Fruchtwein und -sekt und als feine Edelbrände angeboten.

Schilcherland – Kürbisland

In allen österreichischen Weinbaugebieten gehört der Wein zum Alltag der Menschen, was an vielen Volksbräuchen heute noch erkennbar ist. Es gibt Vermutungen, dass in diesen Landstrichen lange vor den Römern Wein angebaut und kultiviert wurde.

Im Südosten der Steiermark liegt Graz, die Landeshauptstadt und zweitgrößte Stadt Österreichs. Die Grazer Altstadt zählt zu den besterhaltenen Altstädten Europas. Südwestlich von Graz liegt das Schilcherland. Es hat seinen Namen von der berühmten Weinspezialität, einem trockenen Roséwein. Man trinkt ihn auf den umliegenden Dörfern zu den Brotzeiten, den Brettljausen mit Geselchtem (geräuchertem Schweinefleisch), Knoblauchwürsteln, Speck, Käse, Kren (Meerrettich), gekochten Eiern, Paprikaschoten, Paradeisern (Tomaten) und herzhaftem Bauernbrot.

Frische vom Bauernmarkt

Im Grazer Raum dominiert der Gemüseanbau. Vor allem Kürbisse, Kartoffeln, Kraut und Rote Bete werden auf den Bauernmärkten der Umgebung feilgeboten.

Der Südwesten und Süden der Steiermark bis hinunter zur Grenze Sloweniens ist Weinland und auch das Land des Kürbiskernöls. Die Region entfaltet ihre eigentliche Pracht im Herbst, wenn die Plutzer gelb und saftig, die Trauben reif und die Weinberge bunt sind, der Duft von Steinpilzen und vielerlei Kräutern in der Nase kitzelt und die Windräder munter klappern. In den so genannten Buschenschenken, wo immer ein hübscher Blumenstrauß (Buschen) oder ein Gebinde aus Zweigen den Eingang ziert, wird schon im Winter der neue Wein ausgeschenkt.

Suppen

Pfannkuchensuppe mit Kürbiskernen

Pfannkuchenstreifen oder Frittaten, wie sie in Österreich heißen, sind eine beliebte Einlage in klare Suppen. Angereichert mit gemahlenen Kürbiskernen schmecken sie herzhafter und sind außerdem gesund.

Zutaten: 1/2 l Milch • 100 g Mehl • 2 Eier • 50 g gemahlene oder geriebene Kürbiskerne • 1 Prise Salz • Öl oder Margarine zum Herausbacken • 1/2 l Brühe • gehackte Petersilie

Zubereitung: Milch, Mehl, Eier, geriebene Kürbiskerne und Salz zu einem Teig verrühren. Eventuell mit etwas Wasser verdünnen. Wenig Öl oder Margarine in der Pfanne erhitzen. Etwas Teig hineingießen und den Pfannkuchen von beiden Seiten goldgelb backen. So fortfahren, bis der Teig verbraucht ist.

Die fertigen Pfannkuchen in feine Streifen schneiden und in Suppenteller verteilen. Darüber die heiße Brühe gießen, mit gehackter Petersilie bestreuen und sofort servieren.

Tip Fertig geschnittene Frittaten lassen sich gut einfrieren. Man hat dann stets eine Suppeneinlage zur Hand. Allerdings darf man die Pfannkuchenstreifen nur ganz kurz in die heiße Brühe geben, sonst werden sie schlaff.

Wenn Sie Gäste eingeladen haben, servieren Sie Ihre Kürbiscremesuppe einfach in einem ausgehöhlten Kürbis als Suppentopf. Ihre Gäste werden staunen!

Schweizer Kürbissuppe

Kürbissuppe hat in vielen Teilen der Erde zahlreiche Liebhaber gefunden. Deshalb gibt es sie auf französische, mexikanische, karibische Art, als Minestrone, als Cremesuppe, mit Möhren, Champignons, Mais, Tomaten, Lauch, Zwiebeln und anderem kombiniert, mit Curry, Salbei oder Basilikum verfeinert.

Die Schweizer Kürbissuppe zählt zu den einfachen Formen, sozusagen für werktags. Sie ist weniger reichhaltig als die feine Kürbiscremesuppe, hat dafür aber weniger Kilokalorien.

Zutaten: 1 l Fleischbrühe • 500 g Kürbisfruchtfleisch • 1/10 l Milch oder Sahne • Salz • Pfeffer • gemahlene Muskatnuss • Schnittlauch

Zubereitung: Die Fleischbrühe zum Kochen bringen. Währenddessen aus 500 Gramm Kürbisfruchtfleisch mit einem Löffel die Kerne entfernen und das Fleisch grob würfeln. In der Brühe 5 Minuten lang kochen lassen, anschließend aus der Flüssigkeit herausnehmen, durch ein Sieb streichen und wieder zur Brühe geben. Die Suppe mit 2 Esslöffeln Milch oder Sahne verfeinern und mit Salz, Pfeffer aus der Mühle, eventuell auch etwas gemahlener Muskatnuss abschmecken. Vor dem Servieren mit frischem Schnittlauch bestreuen.

Ihre Kürbissuppen erhalten eine pikante Note, wenn Sie am Schluss etwas Sauerrahm oder Crème fraîche hinzufügen. Die Suppe danach nicht mehr aufkochen.

Feine Kürbiscremesuppe

Diese köstliche Suppe zeichnet sich dadurch aus, dass hier alles drin ist: die Kürbisfrucht, getrocknete Kürbiskerne und auch noch etwas Kürbiskernöl.

Zutaten: 1 kleinerer Kürbis • 1 kleine Zwiebel • 3 EL Butter
1/2 l Fleischbrühe • 1/2 TL gemahlener Kümmel • 1 Knoblauchzehe
Salz • Pfeffer • 1/2 Bund Dill • 1 EL getrocknete Kürbiskerne
0,2 l Sahne • einige Tropfen Kürbiskernöl

Zubereitung: Den nicht zu reifen Kürbis vierteln, schälen und mit einem Löffel die Kerne entfernen. Das Fruchtfleisch in Würfel schneiden. 1 kleine Zwiebel würfeln, 2 Esslöffel Butter in einem Topf zergehen lassen und die Zwiebel darin glasig dünsten. Die Kürbiswürfel kurz anbraten lassen und mit der Fleischbrühe aufgießen. Mit dem gemahlenen Kümmel, der durchgepressten Knoblauchzehe, Salz und Pfeffer aus der Mühle würzen. Etwa 15 bis 20 Minuten leise kochen lassen, bis die Kürbiswürfel weich sind.

Inzwischen 1/2 Bund Dill waschen, vorsichtig abtrocknen und die Spitzen von den Stängeln zupfen. 1 Esslöffel Butter in der Pfanne erhitzen, 1 Esslöffel getrocknete Kürbiskerne darin anrösten, leicht salzen. Die Suppe mit dem Pürierstab pürieren und den Becher flüssige Sahne hinzufügen. Nochmals abschmecken. Anschließend einige Tropfen Kürbiskernöl in die Suppe einrühren, eventuell so, dass ein Muster entsteht. Die Suppe zu gleichen Teilen in tiefe Teller verteilen und im Anschluss daran mit den Kürbiskernen und den Dillspitzen garnieren.

Salate

Salatdressing für grüne Salate

Dieses einfache Salatdressing ist eine wahre Gaumenfreude. Es eignet sich für die meisten grünen Salate, für Eichblatt-, Kopf-, Eis-, Endiviensalat, Chicorée, Chinakohl, Rucola, aber auch für Salatgurken, Radieschen, Tomaten, gekochten Blumenkohl oder grüne Bohnen.
Zubereitung: Blattsalat nach dem Waschen gut abtropfen lassen. Etwas Kürbiskernöl mit einem guten Essig (z. B. Apfelessig, Aceto balsamico), Salz und Pfeffer aus der Mühle verrühren. Wer mag, fügt noch Ahornsirup, zerdrückten Knoblauch, Zwiebeln und/oder Senf hinzu. Die Marinade vorsichtig mit dem Salat vermischen. Zum Schluss den Salat mit gerösteten Kürbiskernen bestreuen.

Wenn man die Marinade nicht komplett anrührt, sondern den Salat direkt würzt, gibt man erst das Öl und dann den Essig hinzu. Auf diese Weise haftet das Öl besser am Salat.

Kartoffelsalat

In Österreich heißt diese beliebte Beilage Erdäpfelsalat.
Zutaten: 750 g Salatkartoffeln • 2 Zwiebeln • Salz • Pfeffer 3 EL Essig • 3–4 EL Kürbiskernöl • 1/8 l Fleischbrühe
Zubereitung: Kartoffeln kochen, schälen und feinblättrig schneiden. Zwiebel fein hacken und mit Salz, Pfeffer, Essig sowie Kürbiskernöl eine Marinade anrühren. Diese unter die Kartoffeln mischen und kurz ziehen lassen. Wer mag, gibt noch etwas heiße Fleischbrühe dazu.

Endiviensalat mit Früchten

Diese Vitaminbombe genießt man am besten als Vorspeise.
Zutaten: 1 mittelgroßer Endiviensalat • 2 säuerliche Äpfel • 1 Orange 2 EL Kürbiskernöl • 2 TL Apfelessig • Salz • 1/2 TL Ahornsirup
Zubereitung: Den Endiviensalat waschen und in Streifen schneiden. Die Äpfel waschen, die Orange schälen. Die Früchte in Würfel schneiden. Ein Salatdressing aus Kürbiskernöl, Apfelessig und Salz anrühren. Mit Ahornsirup abschmecken. Den Salat mit dem Dressing vermischen und sofort servieren.

Eiersalat

Dressing und Eier werden hier nicht vermischt, sondern die wachsweichen Eier werden auf dem Dressing platziert.
Zutaten: 4 Eier • 2 Zwiebeln • 2 EL Apfelessig • 3 EL Kürbiskernöl • Salz
Zubereitung: Die Eier etwa 5 Minuten lang kochen, so dass der Dotter noch etwas weich ist. Die Zwiebeln hacken, mit Essig, Kürbiskernöl und Salz verrühren. Die Marinade in einen flachen Teller füllen und die in Scheiben geschnittenen Eier darauf legen.

Linsensalat

Auch getrocknete Bohnen lassen sich so als Salat zubereiten.
Zutaten: 200 g Linsen • 1/2 Zwiebel • 1 Bund Suppengrün
1 Lorbeerblatt • eventuell etwas Speckschwarte • 1 EL gekörnte Gemüsebrühe • Wasser • 2 EL Kürbiskernöl • 2 EL Weinessig
1 Schalotte • Salz • Pfeffer aus der Mühle
Zubereitung: Die gewaschenen Linsen mit der Zwiebel, dem Bund Suppengrün, dem Lorbeerblatt, eventuell etwas Speckschwarte und Gemüsebrühe in Wasser weich kochen. Die Linsen abseihen und abkühlen lassen. Dann die Linsen mit einer Marinade aus Kürbiskernöl, Weinessig, fein gehackter Schalotte, Salz und Pfeffer aus der Mühle gut vermischen und eine Weile ziehen lassen.

Steirischer Rindfleischsalat

Rindfleischsalat mit Bauernbrot und Butter ergibt ein komplettes Abendessen. Er soll einige Stunden vor dem Verzehr zubereitet werden und ist daher ideal fürs Salatbuffet.
Zutaten: 150 g gekochtes Rindfleisch • 2 Zwiebeln • einige Stängel Pimpinelle • 4 EL Kürbiskernöl • 2 EL Essig • Salz • Pfeffer • 1 gekochtes Ei • Cornichons (oder kleine Gewürzgürkchen) • krause Petersilie
Zubereitung: Das Rindfleisch in feine Streifen schneiden, Zwiebeln und Pimpinelle fein hacken und alles gut vermengen. Ein Dressing aus Kürbiskernöl, Essig, Salz und Pfeffer aus der Mühle anrühren.

Wenn Sie den Angaben auf der Verpackung misstrauen, unterziehen Sie Ihre Eier doch einem Frischetest: Ein frisch gelegtes Ei füllt die ganze Schale aus und sinkt deshalb in einem Glas Wasser zu Boden. Je älter das Ei, desto weniger Wasser und umso mehr Luft enthält es. Das Ei stellt sich schräg, bis es nach ca. drei Wochen auf der Spitze steht.

Über das Rindfleisch, die Zwiebeln und die Kräuter gießen und gut vermengen. Einige Stunden ziehen lassen. Vor dem Servieren mit dem geviertelten gekochten Ei, Cornichons und Petersilie garnieren.

Fleischsalat

Auf diese Weise verarbeiten Sie die Fleischreste vom letzten Sonntagsbraten.

Zutaten: 100 g magere Bratenreste (Schwein, Rind, Pute) • 1–2 Zwiebeln • 2 EL Essig • 3 EL Kürbiskernöl • Salz • 1 hart gekochtes Ei

Zubereitung: Das Fleisch in Blättchen schneiden. Zwiebeln fein hacken. Fleisch und Zwiebeln mit der Marinade aus Essig, Kürbiskernöl und Salz vermischen. Wer mag, kann auch in Würfel geschnittene Gewürzgurken, gekochten Schinken oder Fleischwurst dazu geben. Eine Zeit lang ziehen lassen. Mit Eivierteln anrichten und beispielsweise mit Butterbrot und Radieschen servieren.

Tip Mit derselben Marinade können Sie einen Wurstsalat aus fein geschnittener Fleischwurst und Zwiebelringen zubereiten.

Frikadellen aus Kürbisfruchtfleisch

Zutaten: 1 Zwiebel • 4 EL Kürbiskernöl • 130 g Hafergrütze
200 ml Wasser • 250 g Kürbisfruchtfleisch • 1/2 Bund Petersilie
2 Eier • 1 Prise Salz • 1 Prise Pfeffer • 1 Prise geriebene Muskatnuss

Zubereitung: Die Zwiebel pellen, fein hacken und in 1/2 Esslöffel Kürbiskernöl bei schwacher Hitze glasig dünsten. Die Hafergrütze einrühren und kurz anbraten. Wasser hinzugießen und unter Rühren aufkochen lassen. Die Grütze zugedeckt bei schwacher Hitze 10 Minuten lang garen, dann 1 Stunde abkühlen und quellen lassen. Den Kürbis schälen, entkernen und fein reiben. Die Petersilie waschen, trockentupfen und fein hacken. Den geriebenen Kürbis mit der Petersilie, den Eiern, Salz, Pfeffer und Muskatnuss mischen. Das restliche Öl in einer Pfanne erhitzen. Aus der Teigmasse 12 Frikadellen formen und bei mittlerer bis schwacher Hitze auf jeder Seite ca. 10 Minuten anbraten. Anschließend aus der Pfanne nehmen und servieren.

Essig wird nur in kleinen Mengen benötigt, deshalb sollten Sie hier nicht sparen. Der einfache Haushaltsessig ist besser zum Entfernen von Kalkflecken geeignet als zum Anrichten von Salaten. Dafür verwenden Sie lieber Aceto balsamico oder einen fruchtigen Obstessig.

Gemüse, Rohkost und Knabberkerne

Gewürzte Kürbiskerne

Die herzhaft gewürzten und gerösteten Kürbiskerne streut man auf Salate, in Suppen, Gemüsegerichte, Reisspeisen – oder knabbert sie einfach zwischendurch.

Zutaten: 1 Knoblauchzehe • 2 EL warmes Wasser • 1 EL Curry • 1/2 TL Salz • 1/8 l kaltes Wasser • 150 g Kürbiskerne • 1 TL zerlassene Butter

Zubereitung: Die Knoblauchzehe durch die Presse drücken, mit warmem Wasser, Curry und Salz vermischen. Kaltes Wasser und die Kürbiskerne dazu geben, erhitzen und etwa 5 Minuten kochen lassen. Restliches Wasser abgießen.

Inzwischen den Backofen auf 120 °C vorheizen. Ein Backblech mit Backpapier belegen, darauf die Kürbiskerne ausbreiten, mit 1 Teelöffel zerlassener Butter bepinseln und leicht salzen. Etwa 1/2 Stunde rösten lassen.

Ballaststoffe sind die unverdaulichen Bestandteile pflanzlicher Lebensmittel. Sie kommen vor allem in den Zellwänden von Getreide, Obst und Gemüse vor. Lange Zeit für wertlos gehalten, weiß man heute, dass Ballaststoffe, wie im Kürbis, ganz wichtig für die Verdauung sind und u. a. chronische Verstopfung verhindern können.

Kürbisrohkost

Für dieses Gericht können Sie außer Kürbisfruchtfleisch beliebige rohe Gemüse wie Möhren, Sellerie, Kohlrabi, Rettich, Weißkraut, Gurke etc. verwenden.

Zutaten: 250 g Kürbisfruchtfleisch • verschiedene rohe Gemüse 2 EL Öl oder Butter • 1 Esslöffel Kürbiskerne • Salz • Pfeffer aus der Mühle • Apfelessig • Ahornsirup • Kürbiskernöl oder Butter

Zubereitung: Kürbis und andere Gemüse raspeln und auf einem Teller anrichten. Öl oder Butter in der Pfanne erhitzen und darin die Kürbiskerne anrösten, anschließend hacken und leicht salzen. Ein Dressing aus Salz, Pfeffer, Apfelessig und Ahornsirup anrühren und mit der Rohkost vermischen. Darüber etwas Kürbiskernöl träufeln und die Kürbiskerne darüber streuen. Als Variante Brokkoliröschen in wenig Salzwasser kurz garen und abseihen. 1/2 durchgedrückte Knoblauchzehe und grob gehackte Kürbiskerne in wenig Öl anrösten. Gemüse mit Kürbiskernöl und etwas Essig marinieren.

Kürbisgemüse mit Petersilie

Statt der Petersilie kann man auch Dill verwenden.

Zutaten: 700 g Kürbisfruchtfleisch • 50 g Butter • 1 EL Honig oder Ahornsirup • 30 g Mehl oder heller Saucenbinder • 1/8 l Sahne etwas Essig • Salz • 2 EL gehackte Petersilie

Zubereitung: Den Kürbis schälen, mit einem Löffel die Kerne entfernen und das Fruchtfleisch in Streifen schneiden. Die Petersilie fein hacken. Die Butter zerlassen, mit Honig karamellisieren und das Kürbisfruchtfleisch darin weich dünsten. Mit Mehl oder Saucenbinder bestreuen und mit der Sahne verfeinern. Mit Essig und eventuell etwas Salz abschmecken. Das Gemüse nochmals kurz aufkochen. Erst ganz zum Schluss die Petersilie einrühren. Dazu reicht man am besten Pellkartoffeln und Fleisch.

Rustikale Spezialitäten

Kürbiskernschnitzel

Dieses Fleischgericht hat nicht gerade wenig Kalorien. Deswegen reicht man am besten einfache Salzkartoffeln und grünen Salat oder Gurkensalat dazu.

Zutaten: 4 Schnitzel vom Kalb oder Schwein • 100 g Magerquark 1 Ei • 1 Knoblauchzehe • 100 g Kürbiskerne • Salz • Pfeffer 4 Scheiben gekochtes geräuchertes Wammerl (Schweinebauch) Für die Panade: Mehl • 1 Ei • Semmelbrösel • 3 EL Kürbiskernöl

Zubereitung: Die Schnitzel klopfen und etwas salzen. Den Magerquark mit dem Ei, der zerdrückten Knoblauchzehe, den grob geschroteten Kürbiskernen, etwas Salz und Pfeffer aus der Mühle verrühren. Jedes Schnitzel mit 1 Scheibe Wammerl belegen. Darauf je 1 Esslöffel des gewürzten Quarks geben. Die Schnitzel zuklappen, eventuell mit Zahnstochern feststecken. Anschließend die Schnitzel zuerst in Mehl wenden, und dann mit Ei und Semmelbröseln panieren. Öl in einer Pfanne erhitzen und die Schnitzel herausbacken.

Sie mögen kein Fleisch? Kein Problem! Mit Kürbis können Sie wunderbar saftige Schnitzel zubereiten: Wenden Sie Scheiben aus Kürbisfruchtfleisch erst in Eiern, dann in Semmelbröseln, und braten Sie die »Schnitzel« ca. zehn Minuten in der Pfanne. Dazu passen Salat und Kartoffeln oder Reis.

Kernölsauce zu Fleisch

Diese pikante Sauce mit Kürbiskernöl und Knoblauch komplettiert alles Kurzgebratene wie Lammkotelett, Lammkarree oder Rinderfilet. Am besten schmeckt es, wenn man den austretenden Fleischsaft auffängt und die Sauce damit verfeinert.

Zutaten: 1 Knoblauchzehe • 3 EL Kürbiskernöl • 1/8 l Hühnerbrühe oder Hühnerfond • je 1 EL Schlagsahne und Crème fraîche
1/2 TL heller Saucenbinder • etwas Bratensaft

Zubereitung: Die Knoblauchzehe durch die Presse drücken und mit wenig Kürbiskernöl andünsten. Mit der Hühnerbrühe oder dem Geflügelfond ablöschen und die Flüssigkeit etwas einkochen lassen. Die Schlagsahne und die Crème fraîche sowie den Saucenbinder hinzufügen. Zum Schluss den Bratensaft und das restliche Kürbiskernöl gut einrühren.

Spiegeleier, pochierte oder gebratene Eier brauchen niedrige Gartemperaturen, sonst bekommt das Eiweiß eine gummiartige Konsistenz. Bei schwacher Hitze bleibt das Eiweiß cremig weich und das Eigelb saftig.

Grüne Kernölsauce

Man kann die grüne Sauce wie Mayonnaise verwenden: Man reicht sie etwa zu kaltem Rindfleisch, Eiern, Salaten, Fisch oder auch als Dip für Gemüse.

Zutaten: 1 Eigelb • Salz • Pfeffer aus der Mühle • 1 TL Senf
1 TL Zitronensaft • 1/8 l Kürbiskernöl • 1/8 l Sauerrahm oder Quark

Zubereitung: Alle Zutaten außer dem Sauerrahm (oder auch Quark) mit dem Handrührgerät gut vermixen, so dass eine cremige Sauce entsteht. Um den Geschmack abzurunden, wird zum Schluss Sauerrahm oder Quark untergerührt.

Aromatische Eierspeise

Die Eierspeise ist köstlich und ohne großen Aufwand zuzubereiten. Als deftiges Bauernfrühstück, zur Brotzeit oder als kleine Hauptmahlzeit eignet sie sich hervorragend.

Zutaten: 4 Freilandeier • 1 EL Sahne • Salz • Pfeffer • 1 TL Kürbiskernöl • 1 EL gehackte und geröstete Kürbiskerne • Schnittlauch

Zubereitung: Die Eier in einer Schüssel verquirlen, mit Sahne verfeinern, mit Salz und Pfeffer aus der Mühle würzen. Kürbiskernöl in einer Pfanne nicht zu stark erhitzen, die Eier hineingeben und kurz braten, so dass sie nicht ganz fest werden. Die Eierspeise auf Teller verteilen und mit den Kürbiskernen, nach Belieben auch mit Schnittlauch, bestreuen. Dazu reicht man frisches Bauernbrot mit Butter.

Kürbissauce

Zutaten: 700 g Kürbisfruchtfleisch • 55 g Ingwer • 1 EL Olivenöl 30 g Butter

Zubereitung: Das Kürbisfruchtfleisch in Würfel schneiden. Öl und Butter in einen großen Topf geben, erhitzen und darin den Ingwer anbraten. Die Kürbiswürfel hinzugeben und bei geschlossenem Deckel etwa 15 Minuten bei schwacher Hitze schmoren lassen. Danach abkühlen und mit dem Pürierstab so lange pürieren, bis keine festen Kürbisstückchen mehr vorhanden sind. Wenn Ihnen die Sauce zu fest erscheint, können Sie – je nach Bedarf – einfach etwas Gemüse- oder Fleischbrühe hinzugeben. Diese Kürbissauce schmeckt besonders fein als Hors d'œuvre oder auch als Alternative zu Tomatenpüree.

Der frische Geschmack zerlassener Butter passt besonders gut zu Eiern, ebenso der von gutem Öl oder ausgelassenem Speck. Kürbiskernöl verleiht der Eierspeise einen feinen nussigen Geschmack.

Ob als Vorspeise mit Weißbrot oder auch als feine Sauce zu gegrilltem Fleisch oder Fleischfondue ist die Kürbissauce mit Ingwer, Olivenöl und Butter etwas Besonderes.

Internationale Küche

Kürbiskernpesto

Kürbiskernpesto ist die steirische Antwort auf den italienischen Pesto genovese aus Pinienkernen und Olivenöl. Kürbiskernpesto passt zu allen Nudeln. Was nicht sofort verbraucht wird, hält sich einige Tage in einem Schraubglas im Kühlschrank.

Zutaten: 2 Bund frisches Basilikum • 1–2 Knoblauchzehen
5 TL Parmesan • 100 g Kürbiskerne • 100 g Kürbiskernöl • Salz • Pfeffer
Zubereitung: Das Basilikum abbrausen, ausschütteln, die Blättchen abzupfen und grob hacken. Knoblauchzehen schälen und durch die Presse drücken. Den Parmesan reiben. Zerstoßen und verrühren Sie nun alle Zutaten im Mörser, mit der Küchenmaschine oder im Elektromixer, bis eine cremige Sauce entsteht.

Der Knoblauch sollte erst ganz zum Schluss zugegeben werden, sonst könnte das Pesto bitter werden. Man kann das Pesto natürlich auch mit Olivenöl zubereiten.

Kochen Sie die Nudeln (z. B. Trenette) al dente, und seihen Sie sie ab. Fangen Sie etwas von dem Kochwasser auf, und verdünnen Sie das Pesto mit 2 bis 3 Esslöffel davon. Geben Sie die Nudeln in eine vorgewärmte Schüssel, und vermischen Sie sie mit dem Pesto.

> Parmesan aus der Plastikdose oder -tüte ist zwar praktisch aber kein Vergleich zu frisch geriebenem. Es lohnt sich, Parmesan am Stück zu kaufen und erst kurz vor dem Essen zu reiben.

Kürbisrisotto mit Kürbiskernöl

Das Kürbiskernöl wird ganz zum Schluss eingerührt und verfeinert den Risotto auf besondere Weise.

Zutaten: 1 Zwiebel • 1/2 Knoblauchzehe • 2 EL Olivenöl
200 g Rundkornreis • 1 Tasse trockener Weißwein • 1 Thymianzweig
1/2 l Hühnerbrühe • 150 g Kürbisfruchtfleisch • etwas Butter
2 EL Kürbiskerne • Salz • Pfeffer • 2 EL frisch geriebener Parmesan
2 EL Kürbiskernöl oder Butterflöckchen
Zubereitung: Die Zwiebel schälen und fein hacken, die Knoblauchzehe durch die Knoblauchpresse drücken. Olivenöl in einem großen Topf erhitzen, Zwiebel und Knoblauch darin leicht andünsten.

Den Rundkornreis hinzufügen und so lange rühren, bis die Körner glasig geworden sind. Mit trockenem Weißwein ablöschen. Den Thymianzweig hineinlegen und 2 Tassen kochende Hühnerbrühe angießen. Ohne Deckel bei mittlerer Hitze kochen lassen. Jeweils 2 Tassen nachgießen, sobald die Brühe eingekocht ist. Gelegentlich umrühren. Mit den letzten beiden Tassen Brühe das gewürfelte Kürbisfruchtfleisch hinzufügen und fertig garen. Der Risotto soll aber noch schön feucht und saftig sein.

Inzwischen die Kürbiskerne in Butter leicht anrösten, auskühlen lassen, grob hacken und leicht salzen. Den Thymianzweig aus dem Risotto herausnehmen, das Ganze mit Salz und Pfeffer aus der Mühle abschmecken und den frisch geriebenen Parmesan unterrühren. Risotto von der Kochplatte nehmen, mit 1 bis 2 Esslöffel kaltem Kürbiskernöl (wer mag, nimmt Butterflöckchen) verfeinern und die gerösteten Kürbiskerne unterheben. Sofort servieren.

Teigtaschen mit Kürbiscremefüllung

Zutaten: 1 kg Kürbis • 200 g Amaretti • 200 g kandierte Äpfel 100 g Parmesan • 1 Prise Muskatnuss • 1 Prise Salz • 50 g Butter 500 g Mehl • 5 Eier • etwas Salz • Butter • Akazienhonig • Parmesan
Zubereitung: Den Kürbis in große Stücke schneiden, schälen und weich dämpfen, so dass das Fruchtfleisch nicht zu nass ist. Zu Mus zerdrücken. Die Amaretti und die kandierten Früchte klein schneiden und zusammen mit dem geriebenen Parmesan, Muskatnuss und Salz dem Kürbismus beigeben. Zu einer gleichmäßigen Creme verrühren. Kühl stellen und etwas ruhen lassen. Butter, Mehl, Eier, Salz, eventuell etwas Wasser zu einem glatten Teig verkneten und so dünn wie möglich ausrollen. Mit dem Teigrädchen kleine Quadrate (8 mal 8 Zentimeter) ausschneiden. 1 Teelöffel Kürbisfüllung auf jedes Quadrat geben, mit mehlbestäubten Händen Teigtäschchen formen. Diese müssen an den Rändern gut verschlossen werden, so dass die Füllung nicht heraustreten kann. In siedendem Salzwasser 5 Minuten lang kochen. In Suppentellern mit zerlassener Butter, 1 Löffel Akazienhonig und geriebenem Parmesan servieren.

Wenn Sie überflüssige Pfunde abspecken möchten, sind ein paar Reistage oder eine Reiskur der optimale Weg. Reis besitzt den Vorteil, dass er gut sättigt, leicht verdaulich ist und entwässernd wirkt. Durch diese entwässernde Wirkung kann Übergewicht leicht abgebaut werden. Für eine Schlankheitskur sollte man ausschließlich ungesalzenen Naturreis verwenden. Mit Hilfe von frischem Obst oder Gemüse, z. B. Kürbisfleisch, lässt sich der etwas fade Geschmack aufpeppen.

Etwas Süßes zum Abschluss

Gugelhupf mit Kürbiskernöl

Zutaten: etwas Butter • Semmelbrösel • 1 EL Kürbiskerne • 4 Eier
150 g Puderzucker • 1 Päckchen Vanillezucker • 1/10 l Kürbiskernöl
1/10 l Wasser • 250 g Mehl • 1/2 Päckchen Backpulver • eventuell
1 Hand voll Rosinen • 1–2 TL Rum • 100 g Kristallzucker

Zubereitung: Eine Gugelhupfform ausfetten, mit Semmelbröseln bestäuben und mit halbierten Kürbiskernen auslegen. Eigelb und Eiklar trennen.

Die Eigelbe mit Puderzucker, Vanillezucker und Kürbiskernöl sehr schaumig rühren, dabei tropfenweise das Wasser untermengen. Zum Schluss Mehl, mit Backpulver gemischt, darauf sieben und so lange rühren, bis ein glatter Teig entsteht. Wer mag, gibt 1 Hand voll Rosinen und/oder 1 bis 2 Teelöffel Rum hinein.

Eiklar zusammen mit dem Kristallzucker steif schlagen. Den Eischnee vorsichtig unter den Teig heben. Teig in die Form füllen und auf der unteren Schiene bei 180 °C etwa 1 Stunde backen. Garprobe mit Hölzchen oder Stricknadel machen.

Den Gugelhupf in der Form kurz abkühlen lassen. Vorsichtig stürzen und entweder noch warm mit Puderzucker bestäuben oder auskühlen lassen und mit einer Glasur überziehen.

> Kürbis ist zum Backen geradezu ideal: Sein Fruchtfleisch kann wie frisches Obst verwendet werden, die Kerne ersetzen Nüsse aller Art, und das Kürbiskernöl ist im Geschmack der Butter durchaus ebenbürtig.

Kürbismarmelade

Zutaten: 500 g Kürbisfruchtfleisch • 500 g Gelierzucker • 1 Prise gemahlener Ingwer • 1 Prise Zimt • Saft von 1/2 unbehandelten Zitrone

Zubereitung: Den Kürbis halbieren, schälen und die Kerne mitsamt dem weichen Innenteil herausschaben. 500 Gramm Fruchtfleisch abwiegen und in kleine Würfel schneiden. Das Kürbisfruchtfleisch mit dem Gelierzucker, Ingwer, Zimt und Zitronensaft vermischen und ca. 1 bis 2 Stunden ziehen lassen. Anschließend bei geringer Hitze zum Kochen bringen. Die Fruchtmasse muss 5 Minuten sprudelnd kochen, bevor sie in die Einmachgläser gefüllt wird.

Tips rund um den Kürbis

▶ Kürbiskernöl sollte nicht zu stark erhitzt werden, sonst fängt es zu rauchen an.

▶ Kürbiskerne entnimmt man gut ausgereiften Kürbissen, säubert sie mit Haushaltspapier und lässt sie dann 2 bis 3 Wochen an der Luft trocknen.

▶ Schneller geht es, wenn man Kürbiskerne bei 60 °C für 30 Minuten im Backofen trocknen lässt.

▶ Man kann Kürbiskerne auch getrocknet und gesalzen im Handel erwerben.

▶ Kürbiskerne sollte man immer trocken in einem Stoffsäckchen aufbewahren.

▶ Kürbiskerne halten sich etwa 1 Jahr, wenn man sie kühl, dunkel und trocken lagert.

▶ Kürbiskerne zum Aperitif: Legen Sie die Kerne auf ein Backblech mit leicht geöltem Backpapier. Dann werden sie 15 Minuten lang im vorgeheizten Ofen bei etwa 190 °C geröstet. Ab und zu das Backblech hin und her schütteln. Schließlich die Kerne herausnehmen und mit Knoblauch- oder Zwiebelsalz würzen.

▶ Süße geröstete Kürbiskerne eignen sich als Zugabe für Müslis, Obstsalate oder Desserts. 20 Gramm Butter in der Pfanne zerlassen, darin 150 Gramm Kürbiskerne (ganz oder grob gehackt) leicht anrösten, abschließend etwas Honig (oder Ahornsirup) dazurühren.

▶ Für Kürbiskernzuckerl erhitzt man in einem Topf 150 Gramm Zucker, bis er sich bräunt und zerfließt (karamellisiert). Dann vermischt man die zuvor gerösteten, noch heißen Kürbiskerne mit 1 Esslöffel Öl und gibt sie in die süße Masse. Die karamellisierten Kürbiskerne auf Backpapier auslegen und noch warm zerteilen.

▶ Geröstet und grob gehackt oder auch ganz kann man Kürbiskerne wie Nüsse in Kuchen, Gebäck oder Süßspeisen untermischen.

▶ Kürbiskerne für herzhafte Gerichte oder als Krabberkerne werden in Butter oder in 2 bis 3 Tropfen Öl leicht angeröstet. Auskühlen lassen, wenn es gewünscht wird, grob oder fein hacken. Zum Schluss leicht salzen.

Da Kürbiskerne sehr ölhaltig sind und die meisten Menschen sowieso zu fett essen, sollten Sie Ihrer Gesundheit zuliebe die Kerne nicht zusätzlich essen, sondern lieber gegen die üblichen Knabbereien austauschen.

▶ Wenn man Kürbiskernöl der Sonne aussetzt, bekommt es einen bitteren Beigeschmack. Zwar sollte man, z.B. bei einem Salatbuffet, angemachte Salate wegen des Vitamin- und auch Geschmacksverlusts ohnehin nicht in die Sonne stellen; für Salate, die mit Kürbiskernöl angemacht sind, gilt das aber ganz besonders.

▶ Kürbissaft ist der ideale Gemüsesaft bei Diäten, da er alle wichtigen Vitamine, Mineralstoffe und Spurenelemente in einem für den Stoffwechsel optimalen physiologischen Verhältnis enthält.

▶ Bei einigen Krankheiten und Beschwerden ist Kürbisfruchtfleisch – roh oder gekocht – als zusätzliche unterstützende Therapie wirksam: So empfiehlt es sich beispielsweise bei Nierenentzündung und rheumatischen Erkrankungen, das gekochte Fruchtfleisch zu essen. Ein morgendliches Kürbiskompott auf nüchternen Magen wirkt bei Verstopfung Wunder. Bei Verbrennungen hilft frisches Kürbisfruchtfleisch, den Schmerz zu lindern.

▶ Kürbiskernölflecken auf Blusen, Tischdecken und Servietten bekommt man durch Waschen allein nicht heraus. Legen Sie die Wäschestücke daher erst in die Sonne, und lassen Sie die Flecken ausbleichen. Danach wie gewohnt waschen. Oder andersherum: erst waschen und dann in der Sonne bleichen.

Der Kürbissaft enthält Kupfer, Eisen, Magnesium sowie Kalium und wirkt damit ausschwemmend, Wasser regulierend sowie abspeckend. Er lässt sich geschmacklich mit vielen anderen Gemüsesäften kombinieren und variieren.

Auch zum Einmachen und Kompottieren eignet sich Kürbisfruchtfleisch sehr gut. Mehr zum Thema »Einmachen« finden Sie in »Das große Buch vom Einmachen« von Heike Knophius und Norbert Dütsch, das im Ludwig Verlag erschienen ist.

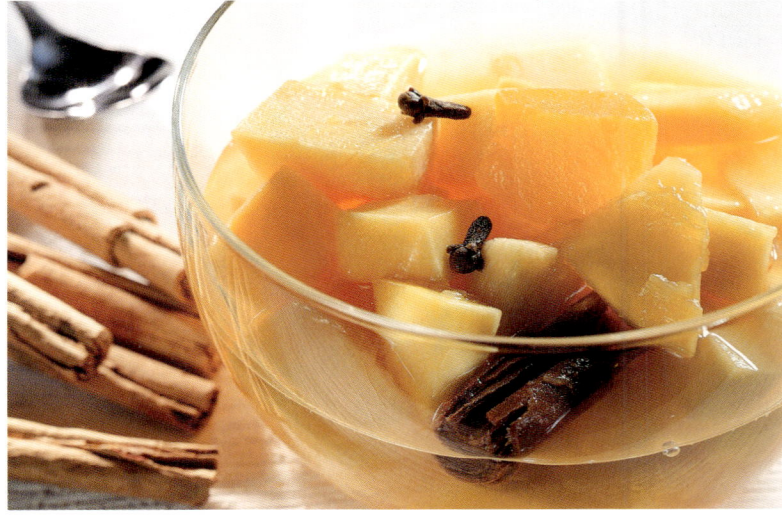

Über die Autorin

Margot Hellmiß beschäftigt sich seit vielen Jahren mit Naturkosmetik, Naturheilmethoden, alternativen Therapieverfahren, gesunder Ernährung und Diät. Sie ist Autorin erfolgreicher Ratgeber im Gesundheitsbereich.

Literatur

Hellmiß, Margot: Natürlich heilen mit Apfelessig. Südwest Verlag. 13. Auflage, München 1997
Paukert, Herbert: Das Kürbis- und Kernöl-Kochbuch. Verlag für Sammler. Graz 1995
Reiterer, Editha und Reinhold: Kürbis. Von den Früchten, den Kernen und ihrem Öl. Verlag Christian Brandstätter. Wien 1994
Schneider, Ernst: Nutze die Heilkraft unserer Nahrung. Saatkorn-Verlag. Hamburg 1985
Schuster, Walter: Der Ölkürbis – eine monographische Darstellung. Paul Parey Verlag. Berlin 1977
Weiß, Rudolf F.: Moderne Pflanzenheilkunde. Sanitas-Verlag. Bad Wörishofen 1973

Danksagung

Arbeitsgemeinschaft steirischer Kürbisbauern, ihrem Geschäftsführer Jörg Steinwidder und Herrn Ing. Stein, A-12345 Mureck
Bernadette Pauritsch, Wirtschaftsberaterin in der Bezirkskammer für Land- und Forstwirtschaft, A-12345 Leibnitz
Fink GmbH, D-12345 Herrenberg
Verein für Schilcherland-Spezialitäten, A-12345 Deutschlandsberg

Hinweis

Das vorliegende Buch ist sorgfältig erarbeitet worden. Dennoch erfolgen alle Angaben ohne Gewähr. Weder Autorin noch Verlag können für eventuelle Nachteile oder Schäden, die aus den im Buch gemachten praktischen Hinweisen resultieren, eine Haftung übernehmen.

Bildnachweis

Alle Bilder stammen von Michael Nagy, München, außer:
AKG, Berlin: 6; Archiv Arbeitsgemeinschaft steirischer Kürbisbauern, Mureck: 16, 28, 65; Bilderberg, Hamburg: 9, 22 (Milan Horacek), 50 (Chr. v. Alvensleben); Gotovac Nada, München: 36; Südwest Verlag, München: 48 (Jump/Kristiane Vey); Kerth Ulrich, München: U4, 31

Impressum

© 1998 Südwest Verlag GmbH & Co. KG, München

Alle Rechte vorbehalten. Nachdruck – auch auszugsweise – nur mit Genehmigung des Verlags.

Lektorat:
Dagmar Rinker
Projektleitung:
Susanne Garte
Redaktionsleitung und medizinische Fachberatung:
Dr. med. Christiane Lentz
Bildredaktion:
Ute Schoenenburg
Produktion:
Manfred Metzger
Umschlag:
Heinz Kraxenberger, München
DTP/Satz:
Reiner Löb
Druck:
Color-Offset, München
Bindung:
R. Oldenbourg, München

Printed in Germany

Gedruckt auf chlor- und säurearmem Papier

ISBN 3-517-07524-8

Register